W0209980

GEORG KIEFNER

Hair *styling*

SCHNITT, COLORATION, FARBSTRÄHNEN, STYLING ZUM SELBERMACHEN

HERBiG

Inhalt

Hairstyling

Dieses Buch soll die Hairstyling-Situation von heute darstellen. Es soll verdeutlichen, dass die professionellen, allzu perfekten Haarschnitte von gestern der unkomplizierten Natürlichkeit von heute gewichen sind und Farbe im Haar, unabhängig von Alter und Geschlecht, zunehmend zum neuen Lebens- und Selbstwertgefühl des modernen Menschen gehört. Vielleicht gehören auch Sie zu den Menschen, die gerne mal selbst zu Kamm und Schere greifen und ihre Umwelt mit selbst gefertigten Farbsträhnen oder einer neuen Haarfarbe überraschen, um ihren ganz persönlichen Look zu demonstrieren. Dann könnten Ihnen folgende Farbempfehlungen, Schnitt- und Styling-Techniken zu Farb- und Styling-Sprüngen verhelfen, die Sie sich bisher nicht zugetraut und nicht für möglich gehalten haben.

Ihr eigener Hairstylist zu sein heißt nicht, dass Sie in Zukunft ganz auf Friseurbesuche verzichten sollen und können. Sie werden aber Ihr Haar und die Gestaltungsmöglichkeiten Ihres Haares besser kennen lernen und die Kreativität eines Friseurs besser oder kritischer einzuschätzen wissen. Wenn es mir gelingt, Sie mit meinen beruflichen Kenntnissen zu unterstützen, die ich in den folgenden Schnitt-, Colorations-, Styling- und Pflegeempfehlungen öffentlich mache, so ist ein Hauptziel dieses Buches erreicht.

Ihr Georg Kiefner

Georg Kiefner im Interview mit Starstylistin Kim Lepine, New York. Kim Lepine sagt: „Viele junge Menschen machen sich Ihre Haare lieber selbst, als zum Friseur zu gehen. Sie wissen sehr genau, was sie wollen und sie wissen, dass sie ihren Look bei vielen Friseuren nicht bekommen würden."

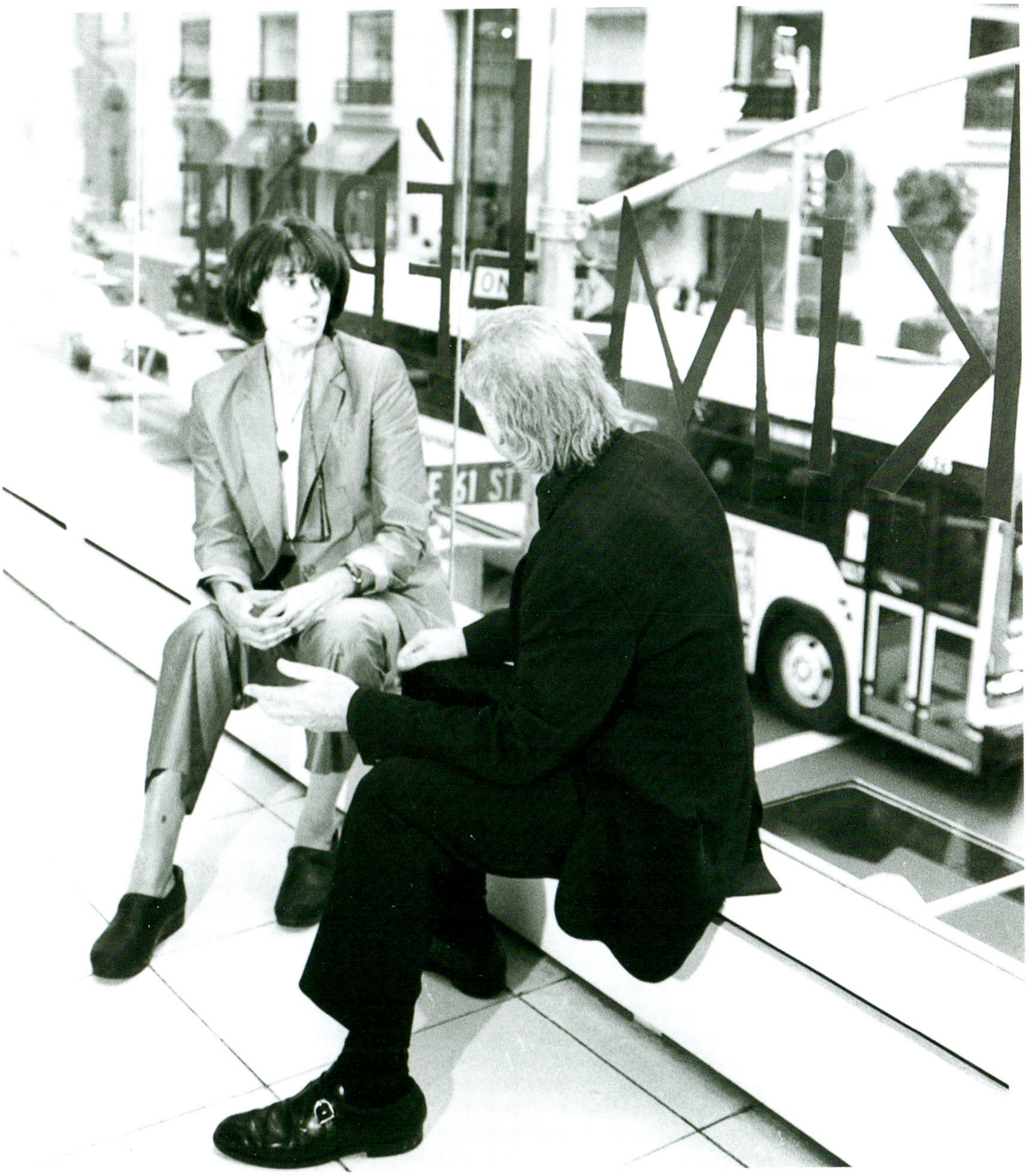
E 61 ST

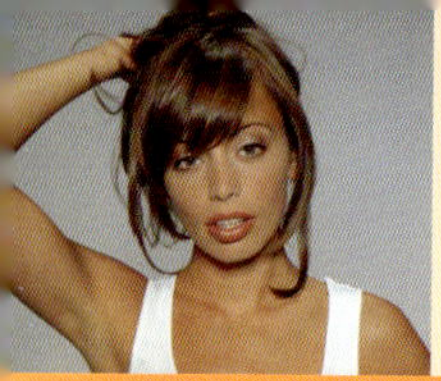

Haarfarben betonen Ihre Individualität

Haben Sie sich nicht auch schon einmal gefragt, warum manche Frauen mit ihrer Haarfarbe besonders gut aussehen und andere nicht? Die Erklärung ist einfach. Wir alle gehören nämlich zu einem der vier Farb-Typen – benannt nach Frühling, Sommer, Herbst und Winter. Jedem dieser Typen steht eine Farbnuance besonders gut, weil sie mit den natürlichen Farben der Haut und der Augenfarbe gut übereinstimmt. Folgende Seiten werden Ihnen Aufschluss geben, zu welchem Haartyp Sie gehören und welche Haarfarbe am besten zu Ihrem ganz speziellen Typ passt.

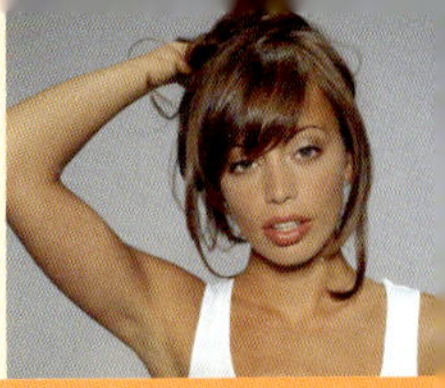

Haarfarben betonen Ihre Individualität

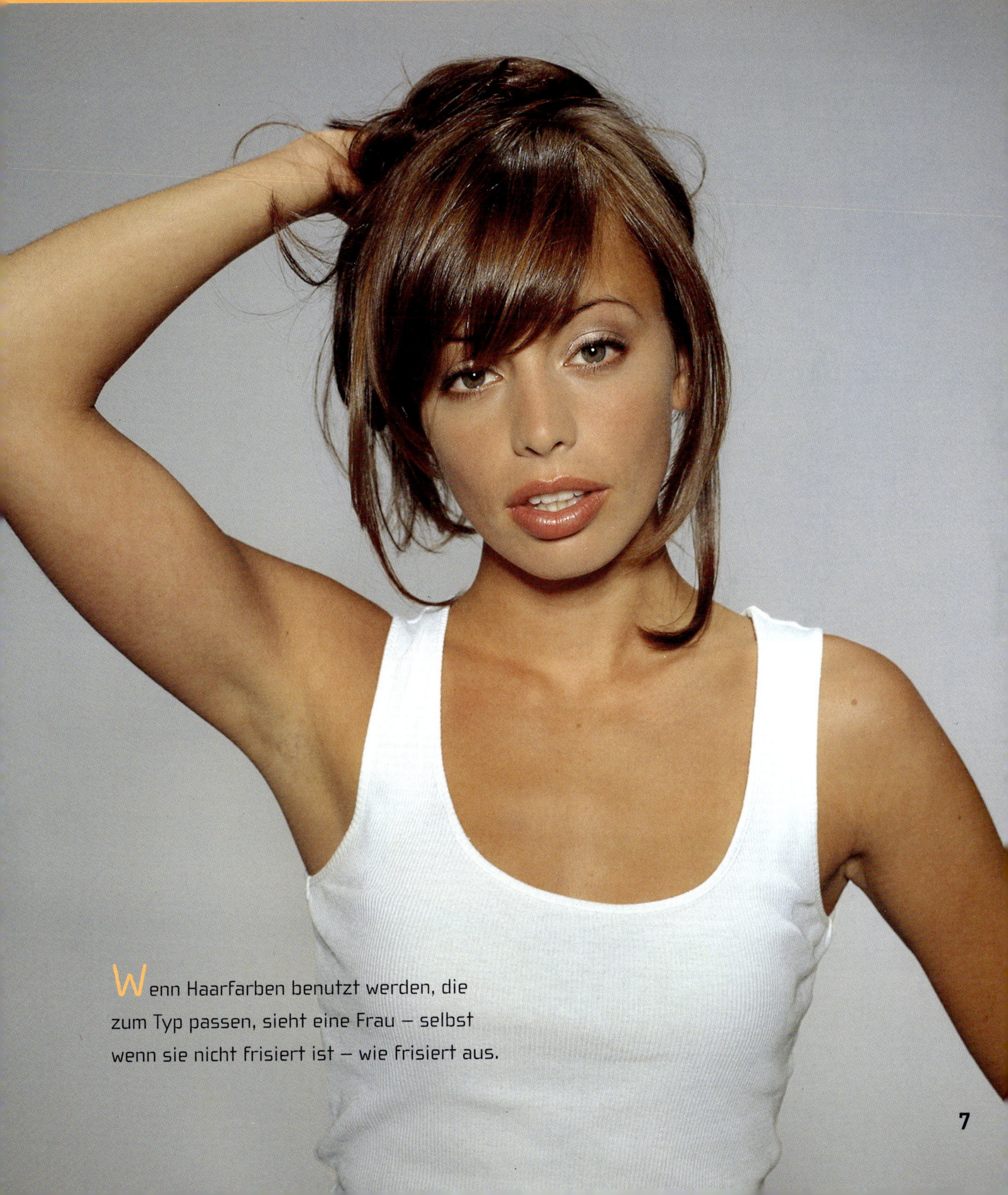

Wenn Haarfarben benutzt werden, die zum Typ passen, sieht eine Frau – selbst wenn sie nicht frisiert ist – wie frisiert aus.

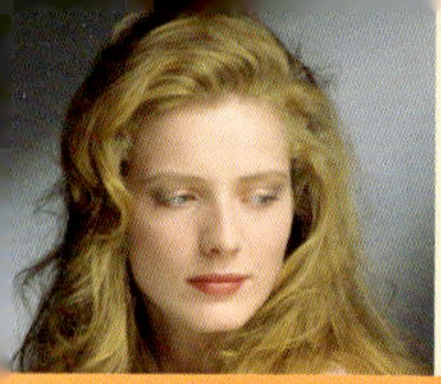

Haar-Farb-Typ Frühling

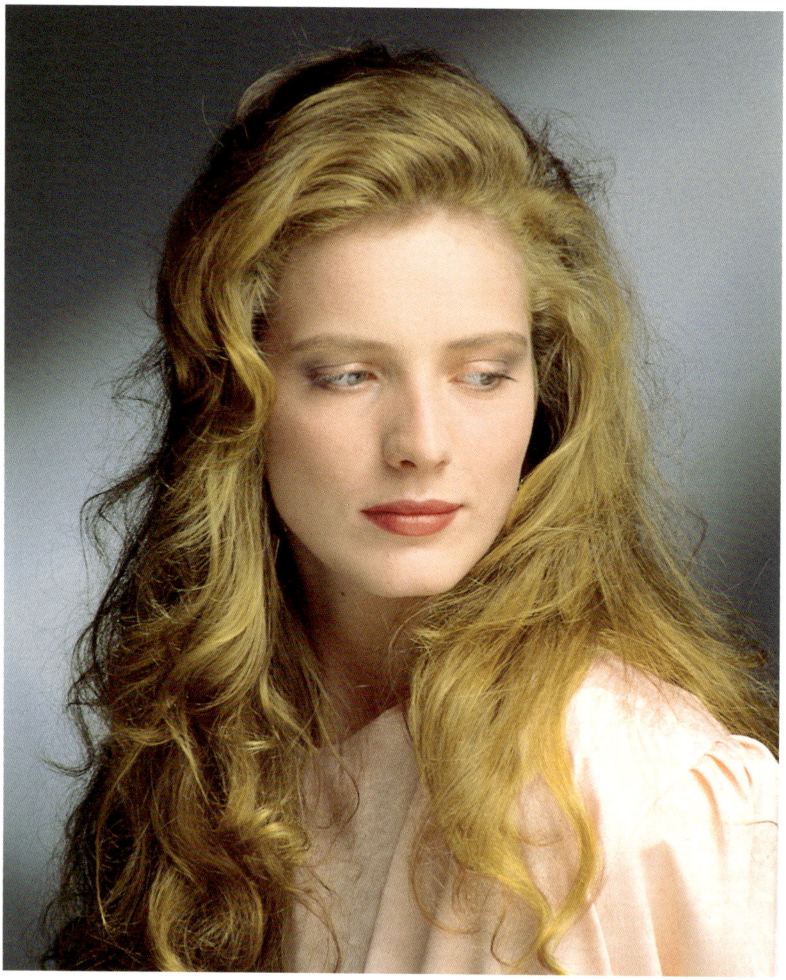

ERKENNUNGSMERKMALE

Der Farb-Typ Frühling verkörpert die natürlichen Nuancen vom hellen Flachsblond über Dunkelblond-Gold bis Rotblond und Kupfer.
Die Haut ist hell mit einem transparenten, gelben bis zart goldenen Unterton.
Die Farben der Augen reichen von Blau bis Blautürkis über Graugrün bis Goldbraun.

FARBEMPFEHLUNGEN

Warme Farben; Gold, Hell- bis Dunkelblond-Gold, Hellbraun-Gold, Hellbraun, Goldkupfer, Kupfer, Honigblond, Haselnuss usw.

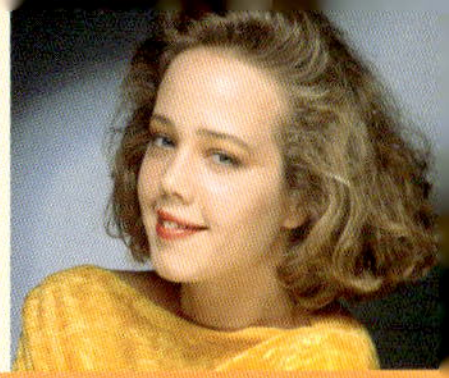

Haar-Farb-Typ Sommer

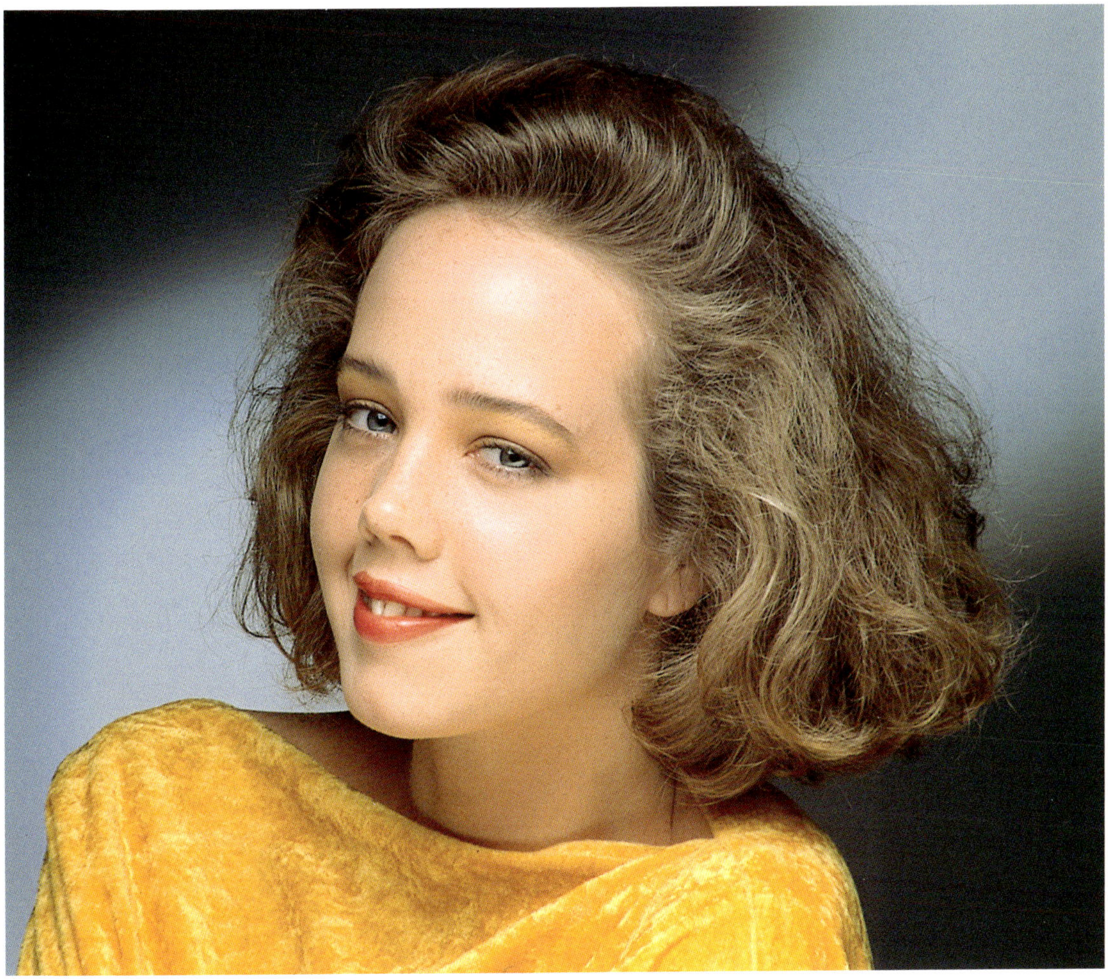

ERKENNUNGSMERKMALE

Der Farb-Typ Sommer verkörpert die natürlichen Nuancen von Nordisch-blond bis Aschbraun. Die Haut hat einen leicht bläulichen, kühlen Unterton. Die Farben der Augen reichen von Graublau, Hellblau, Blaugrün bis Haselnuss.

FARBEMPFEHLUNGEN

Farben ohne Goldreflexe; Hellblond, Blond, Lichtblond, Aschblond bis Aschbraun.
Bei Rot-Nuancen: Bordeaux-, Violett-Töne (Nuancen mit bläulich-rotem Schimmer).

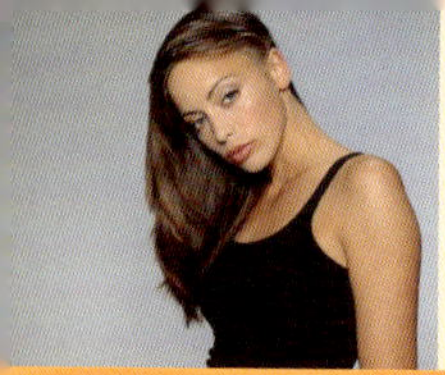

Haar-Farb-Typ Herbst

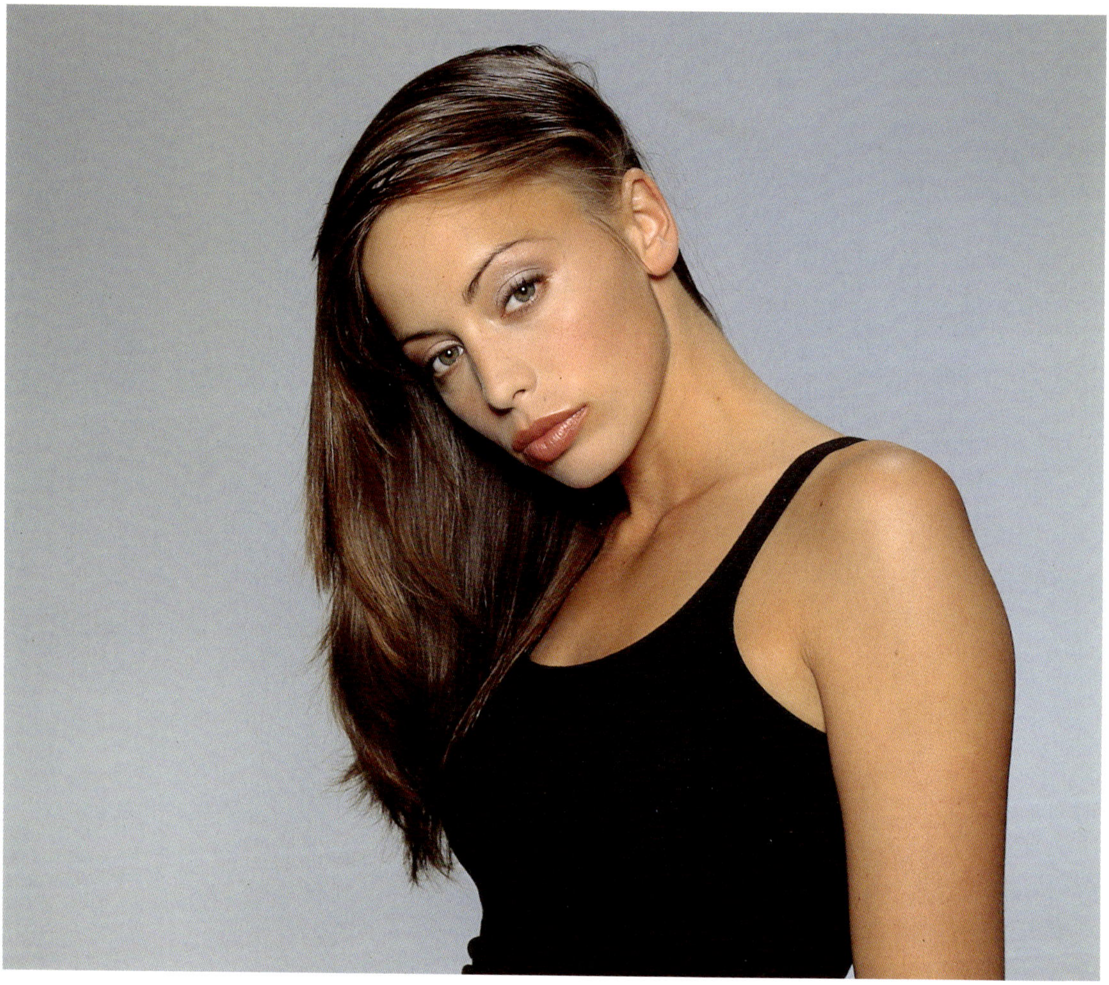

ERKENNUNGSMERKMALE

Der Farb-Typ Herbst verkörpert die natürlichen Nuancen hellblond bis hellbraun mit natürlichen Reflexen wie Kupfer, Kupfergold, Kupferrot und Kastaniengold. Die Haut hat einen warmen gelblich - goldenen Unterton. Die Farben der Augen reichen von intensivem Blau über Oliv bis Goldbraun.

FARBEMPFEHLUNGEN

Warme leuchtende Nuancen; Goldblond, Kupfer, Kupferbraun, Hellbraun-Gold, Kastanie, Kastanie-Gold, Haselnuss usw.

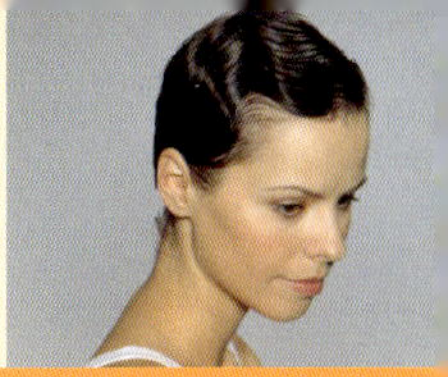

Haar-Farb-Typ Winter

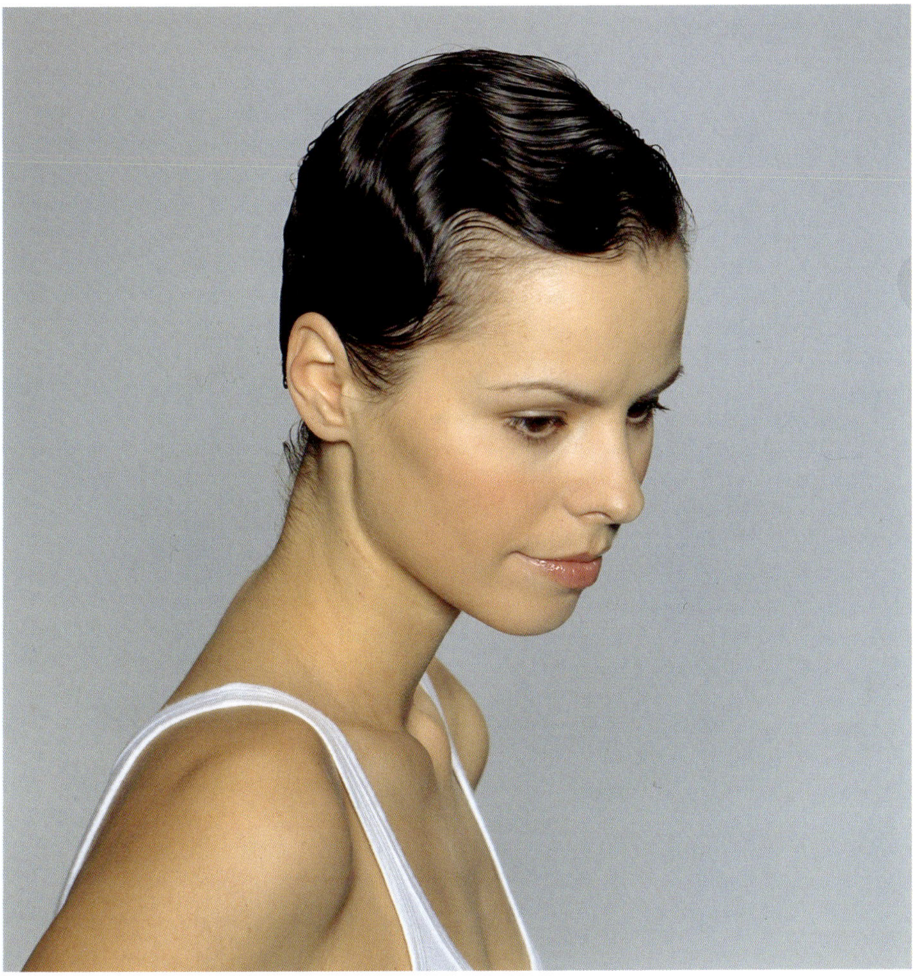

ERKENNUNGSMERKMALE

Der Farb-Typ Winter verkörpert die natürlichen Nuancen Dunkelbraun, Schwarzbraun, Schwarz, Blauschwarz – alle mit natürlichen Asch-Reflexen. Die Haut ist hell, mit einer bläulich noblen Blässe. Die Farben der Augen reichen von Eis- bis Tiefblau, von klarem Grau und Grün bis Schwarzbraun.

FARBEMPFEHLUNGEN

Dunklere Nuancen; Brauntöne, von Hellbraun bis Dunkelbraun, Tiefschwarz, Blauschwarz, Mahagoni, Violett-Rot, Bordeaux-Rot.

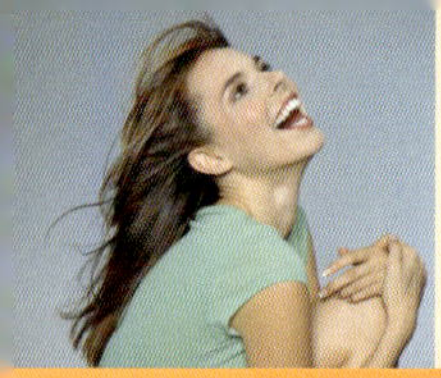

Haarfarben betonen Ihre Individualität

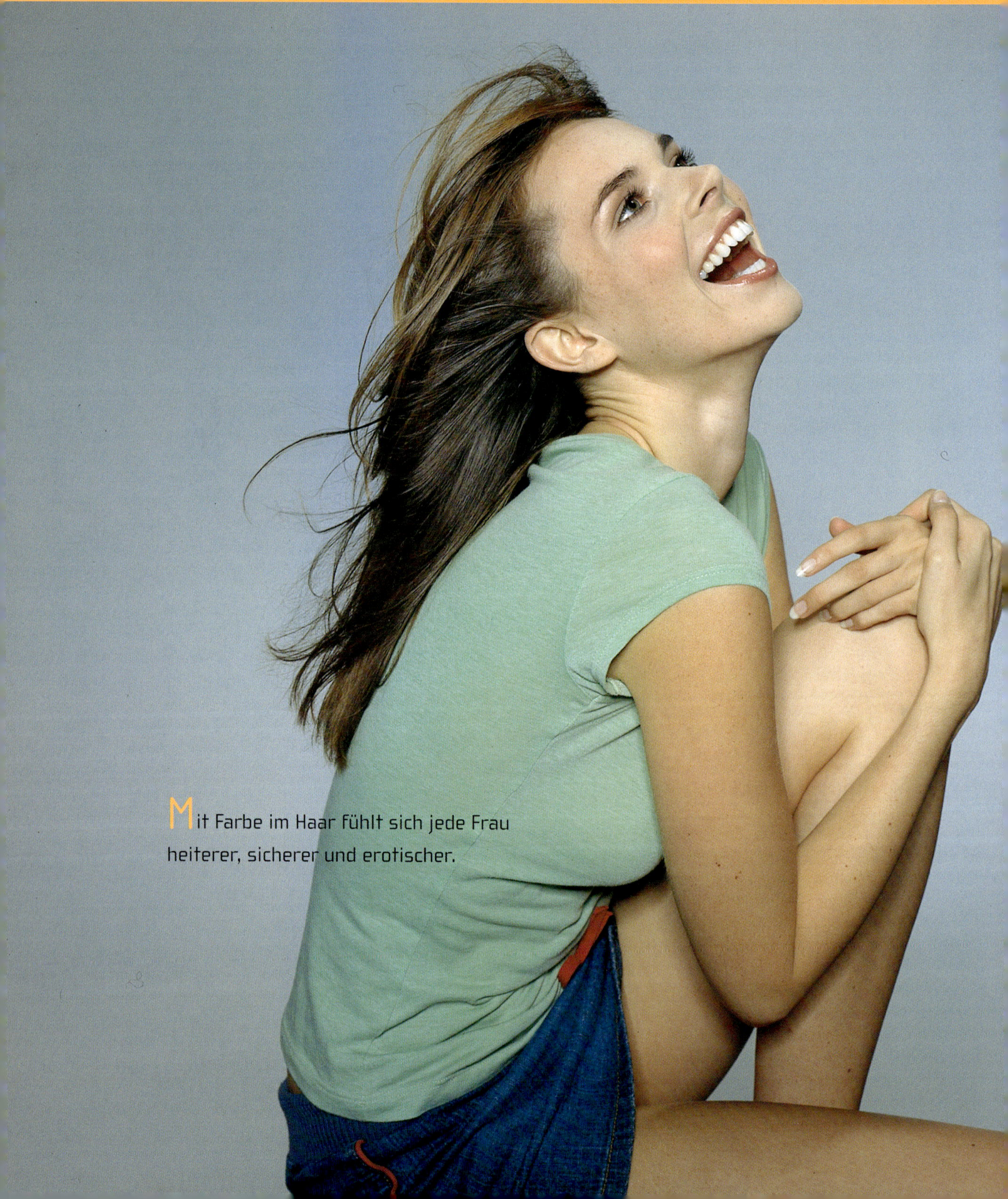

Mit Farbe im Haar fühlt sich jede Frau heiterer, sicherer und erotischer.

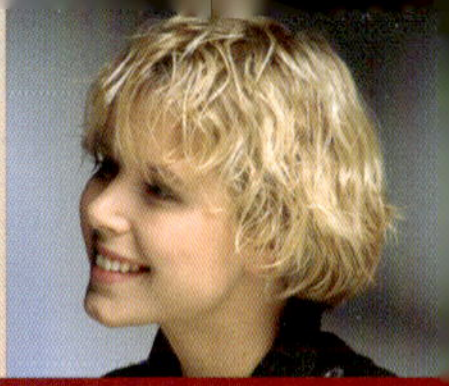

Färben wie die Profis

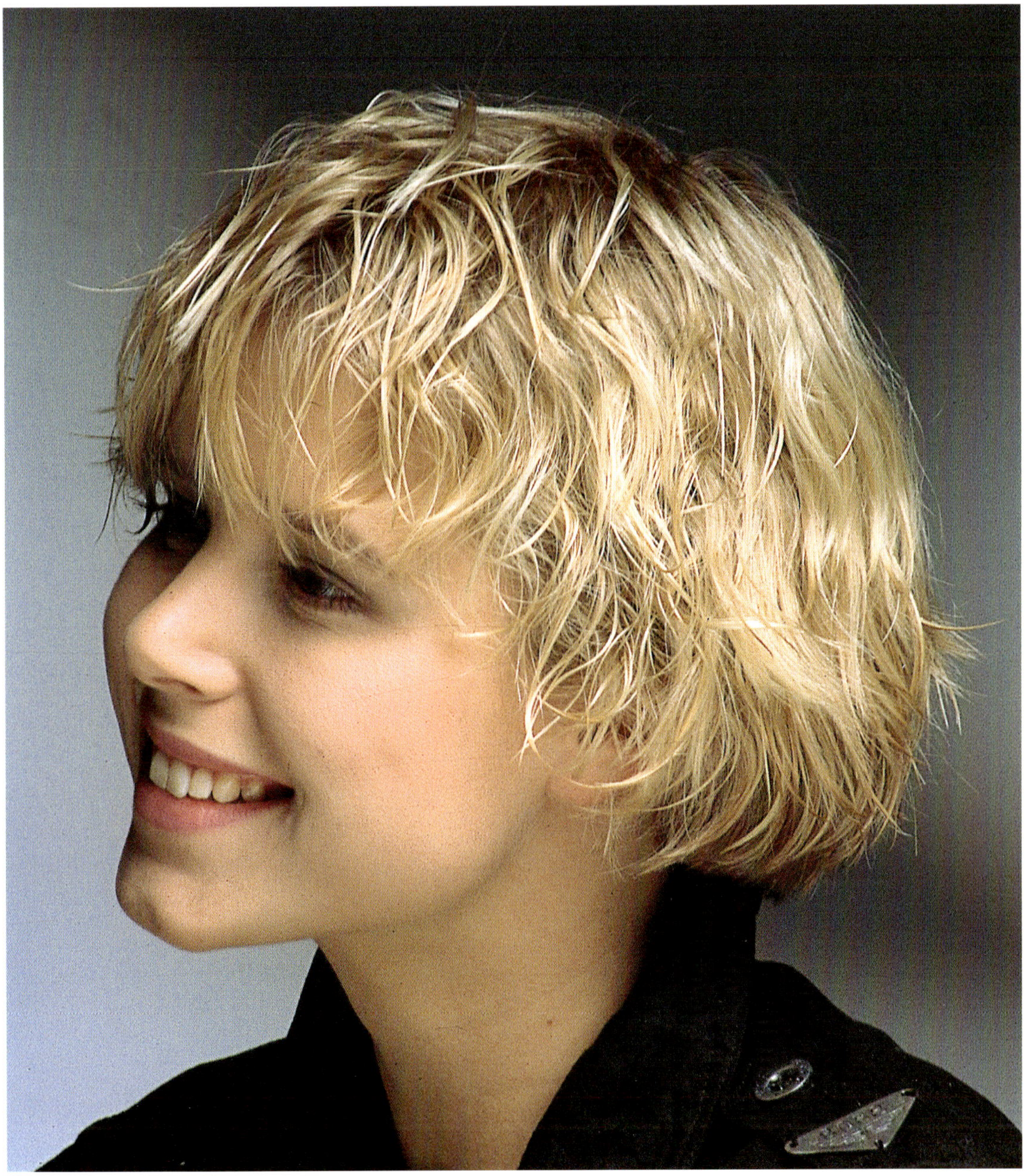

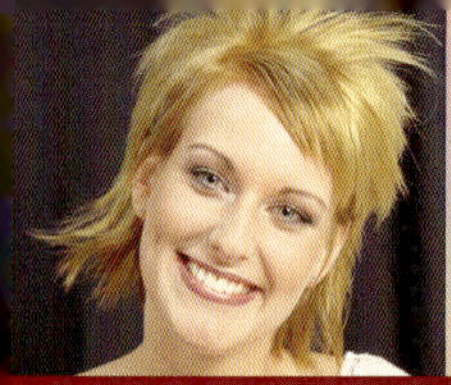

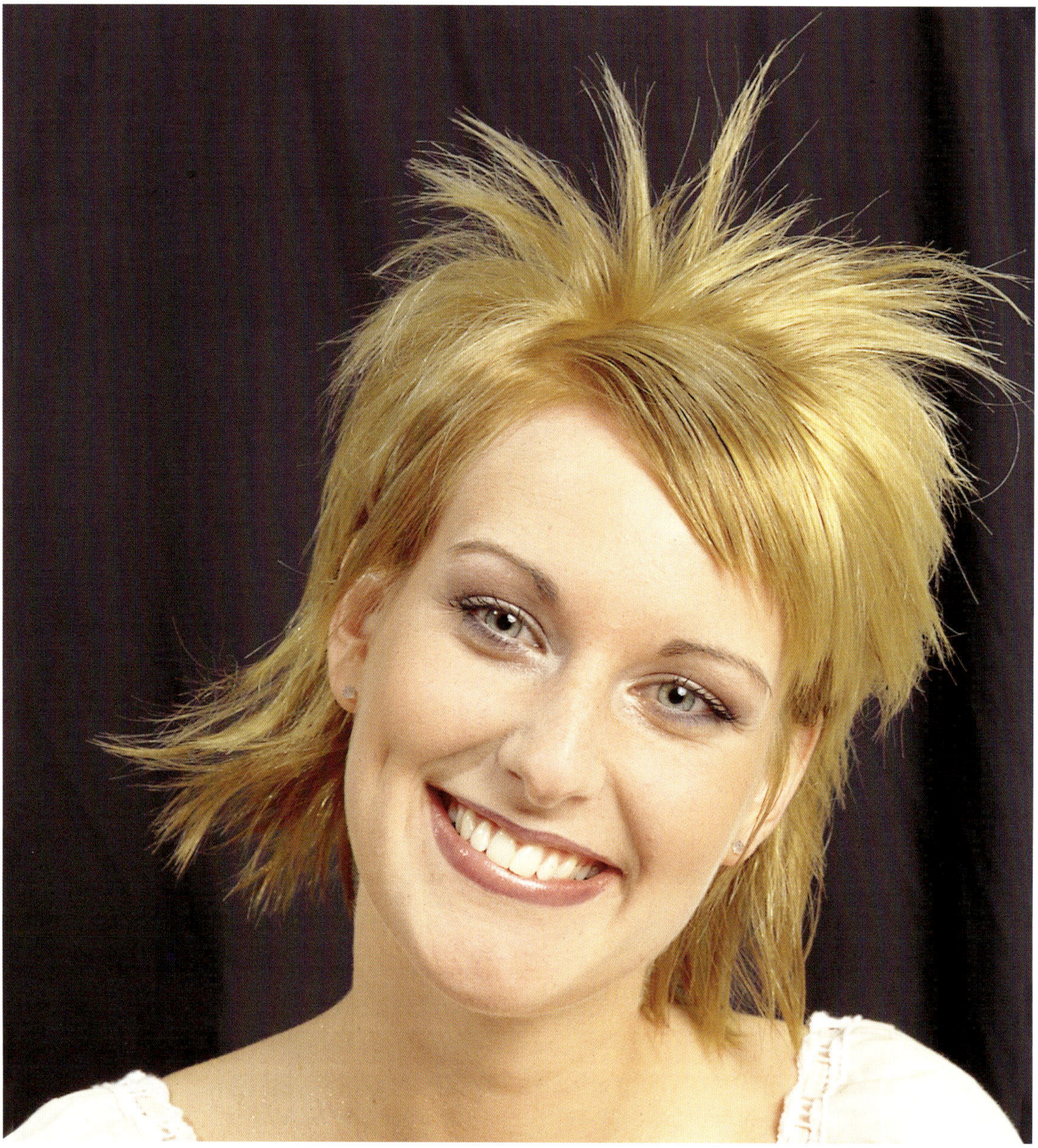

Wenn hellere Farben oder hellere Farbsträhnen vom Grundton ablenken, gibt die Farbe der Augenbrauen Auskunft über die natürliche Haarfarbe. Einkämmbare Farbsträhnen sind zur Bestimmung des Grundtons und bei der Überlegung, welche Farbsträhnen mit der vorhandenen Haarfarbe am besten harmonieren, ideale Helfer.

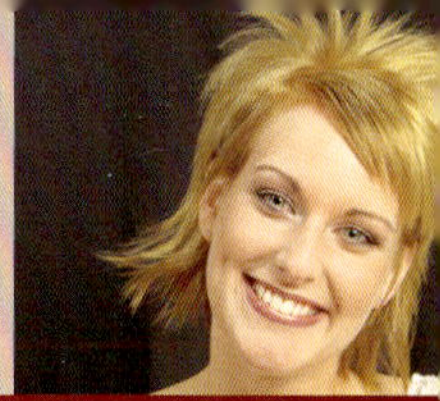

Erster Schritt – die Bestimmung des Grundtons

Ein perfektes Tönungs- oder Colorationsergebnis ist von der genauen Bestimmung des Grundtons abhängig.

Als Grundton bezeichnet man den Naturton und alle Farbabstufungen vom Haaransatz bis zu den Haarspitzen.

So können Sie in kürzester Zeit Ihren Farbton herausfinden: Vergleichen Sie die nebeneinander liegenden Grundtöne, z.B. Lichtblond zu Hellblond, Hellblond zu Mittelblond, Mittelblond zu Dunkelblond usw.

Wenn Sie die Tonhöhe Ihres Haares gefunden haben, ist der erste Schritt zu einem sicheren Colorationsergebnis getan.

Neben den Grundtönen gibt es noch die Reflexnuancen. Das sind Farben mit Gold-, Kupfer- oder Rotanteilen. Beispiel: Bei der Farbe Dunkelblond-Kupfer liegt die Basis bei Dunkelblond, die Reflexnuance ist Kupfer.

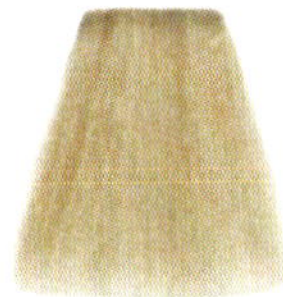

Helles Lichtblond

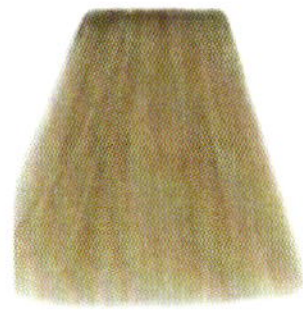

Lichtblond

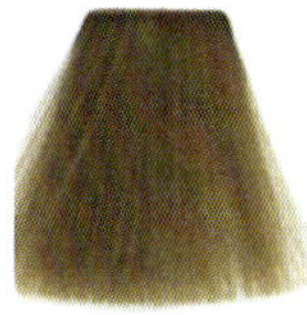

Hellblond

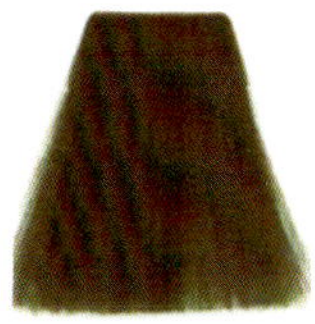

Mittelblond

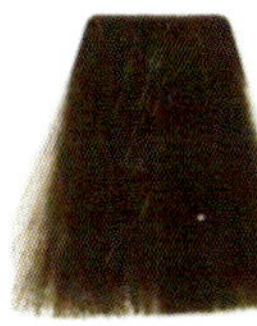

Dunkelblond

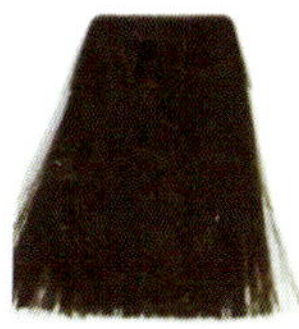

Hellbraun

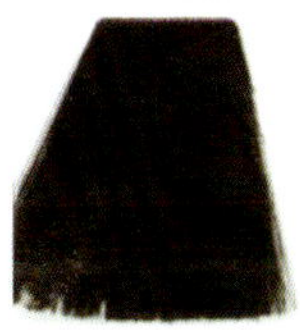

Mittelbraun

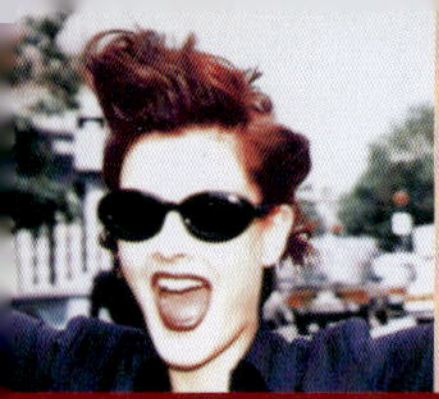

Schnell und flexibel: Tönungen

Wenn Sie Ihre Haarfarbe nur für kurze Zeit verändern möchten, sollten Sie zu einer einfachen Tönung greifen, die sich am Haar anlagert und nach 6 bis 8 Haarwäschen wieder auswäscht. Intensivtönungen, die mit Farbcreme und Entwickler gemischt werden, sind dagegen schon schwache Farben. Graue Haare können damit, je nach Haarstruktur, bis zu 50 % abgedeckt werden. Intensivtönungen verblassen nach ca. 4 Wochen und hinterlassen keinen Ansatz.

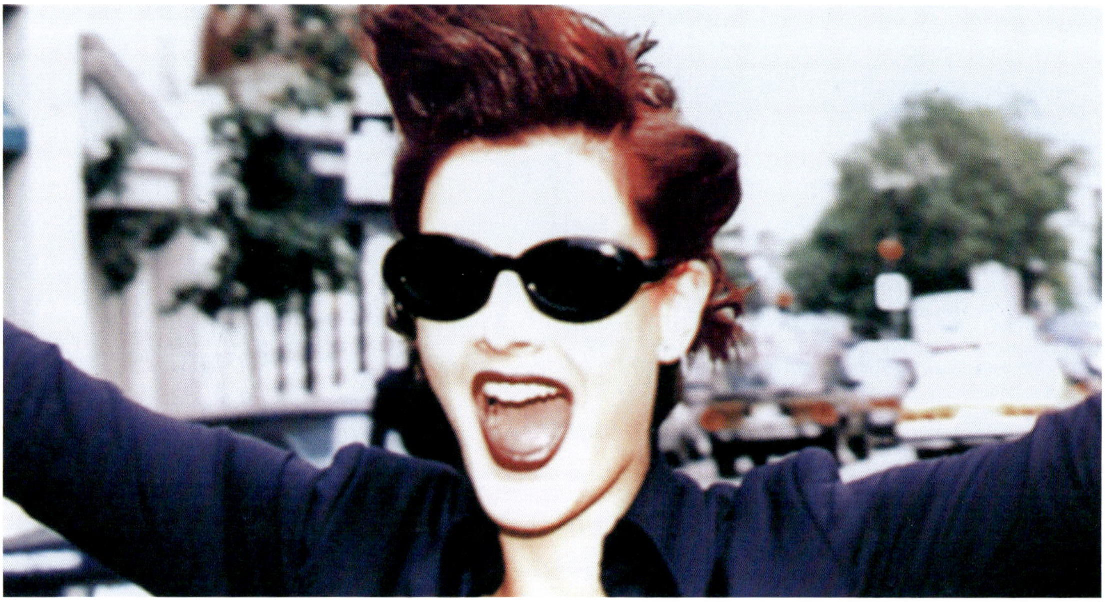

Tönungen sind ideal, um die natürliche Haarfarbe zu akzentuieren, dem Haar mehr Lebendigkeit und Glanz zu geben oder einen Farbausgleich – nach Sonne, Chlor, Salzwasser oder Höhenluft – vorzunehmen. Tönungen unterliegen keinem Wiederholungszwang.

Hinweis Tönungen sind nur dann als wirkliche Tönungen zu bezeichnen, wenn sie ohne Zusatz von Wasserstoffperoxid auskommen.

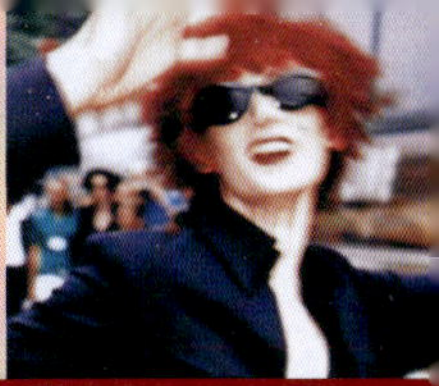

Colorieren mit Oxydations-Haarfarbe

Verwenden Sie oxydative Haarfarben vorrangig zur Abdeckung von ergrauten Haaren und wenn Sie den Wunsch nach größeren Farbveränderungen, z.B. einer Aufhellung der vorhandenen, natürlichen Haarfarbe oder einer Rück-Colorierung zu heller Haarfarbe, haben.

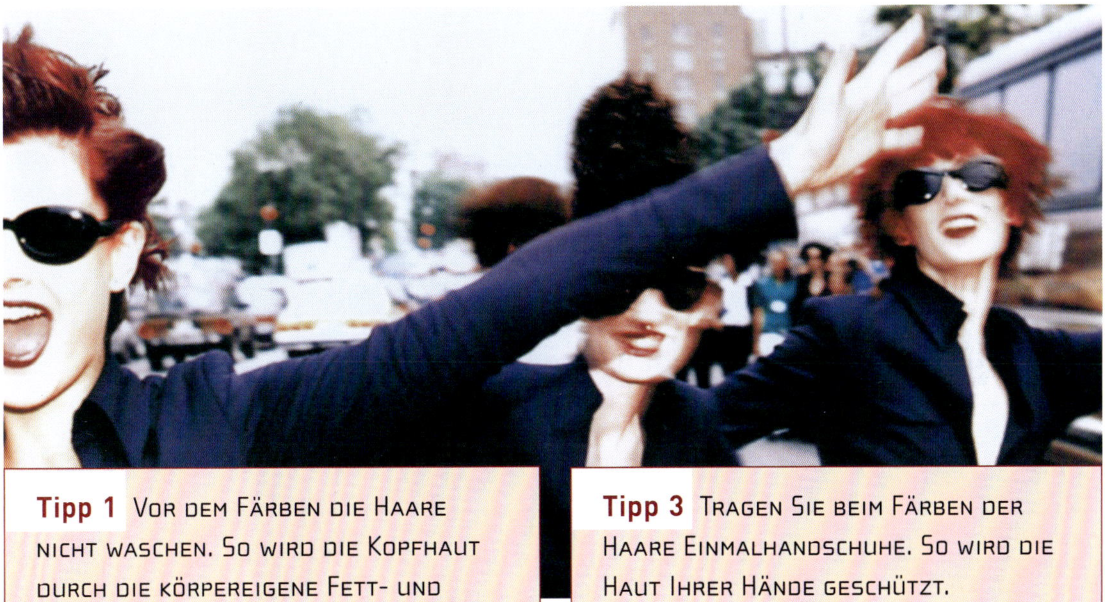

Tipp 1 Vor dem Färben die Haare nicht waschen. So wird die Kopfhaut durch die körpereigene Fett- und Schuppenschicht geschützt.

Tipp 2 Cremen Sie die Stirn und die Haut entlang des Haaransatzes ein. So verhindern Sie, dass sich die Farbemulsion an der Haut festsetzt.

Tipp 3 Tragen Sie beim Färben der Haare Einmalhandschuhe. So wird die Haut Ihrer Hände geschützt.

Tipp 4 Profi-Haarfarben und professionelles Zubehör sind bei den meisten Grosshändlern für Friseurbedarf oder bei Friseurunternehmen, die Profi-Produkte anbieten, zu beziehen.

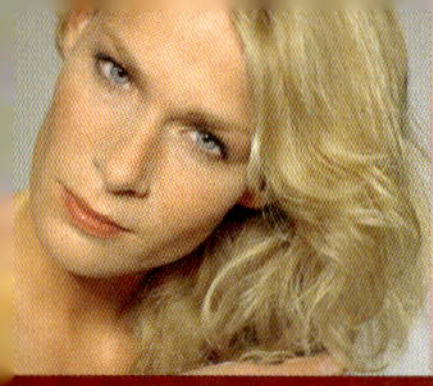

Wie die Oxydationsfarbe aufgetragen wird

Bei der Auftragetechnik von Oxydations-Haarfarben unterscheidet man zwischen Erst-Coloration und Haaransatz-Coloration.

ERST-COLORATION

Für Menschen, die ihr Haar noch nie coloriert haben, ist die Erst-Coloration gedacht. Soll dunkleres Haar heller gefärbt werden, so wird die Farbe zunächst auf die Haarlängen und erst in den letzten 15 Minuten der vorgegebenen Einwirkungszeit auf den Haaransatz aufgetragen. Denn durch die Körperwärme zieht die Farbe schneller und wird zudem heller. Wer helleres Haar dunkler färben möchte, trägt die Farbe sofort auf das gesamte Haar auf.

HAARANSATZ-COLORATION

Aufhellende Haarfarben werden zuerst an den dunkelsten Stellen aufgetragen. Zum Abdecken von grauen, nachgewachsenen Haaren wird die Haarfarbe zuerst auf die stärker ergrauten Haarpartien aufgetragen. Zum Farbausgleich der Haarlängen und -spitzen wird die Farbe in den letzten 10 Minuten der vorgeschriebenen Einwirkzeit im gesamten Haar durchgezogen.

Tipp Ihre Haare erhalten mehr Glanz und die Farbe hält länger, wenn Sie die Farbe in den letzten Minuten nicht durchziehen, sondern mit etwas warmem Wasser in den Haarlängen und -spitzen – wie bei einer Kopfwäsche – fein verteilen. So vermeiden Sie, dass Ihre Haarlängen und Spitzen, insbesondere bei längeren Haaren, mit der puren Oxydationsfarbe in Kontakt kommen.

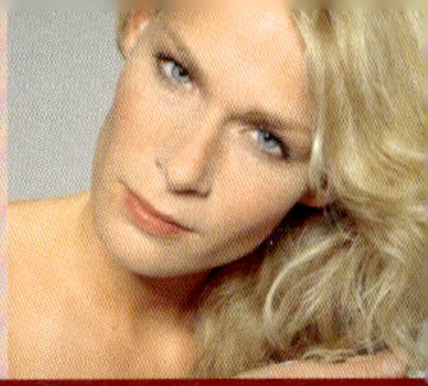

Grauanteile beachten

Die Berücksichtigung von eventuellen Grauanteilen ist ein wesentlicher Faktor einer erfolgreichen, gleichmäßigen Coloration mit Oxydationsfarbe.

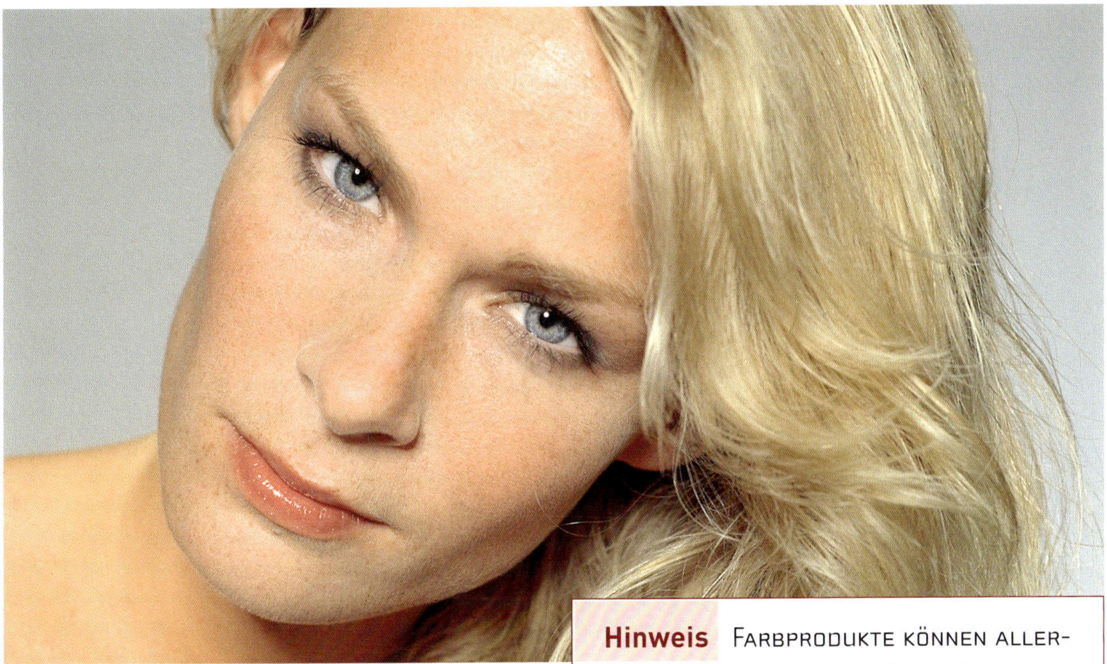

Bei dunkleren Haarfarben kann die gewünschte Farbe – ohne Berücksichtigung des Ergrauungsgrades – direkt angewendet werden. Bei dem Grundton Lichtblond und einem Grauanteil von über 50% sollte der Farbe Lichtblond 1/3 Hellblond-Gold beigemischt und die Mischung zuerst auf die stärker ergrauten Haarpartien aufgetragen werden. Auf diese Weise wird die Deckkraft ergrauter Haare intensiviert.

Hinweis Farbprodukte können allergische Reaktionen auslösen. Es ist daher unbedingt erforderlich, dass Sie die Packungsbeilagen beachten.

Tipp Bei ergrauten Haaren werden eine hohe Farbintensität und eine optimale Deckkraft nur erreicht, wenn Sie sich strikt an die Gebrauchsanweisungen halten. Achten Sie insbesondere auf die Einwirkzeiten.

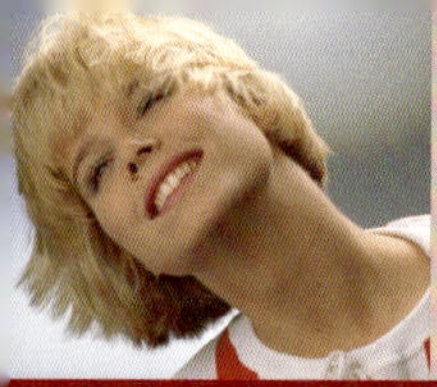

Ist Ihr Haar dünn oder kräftig?

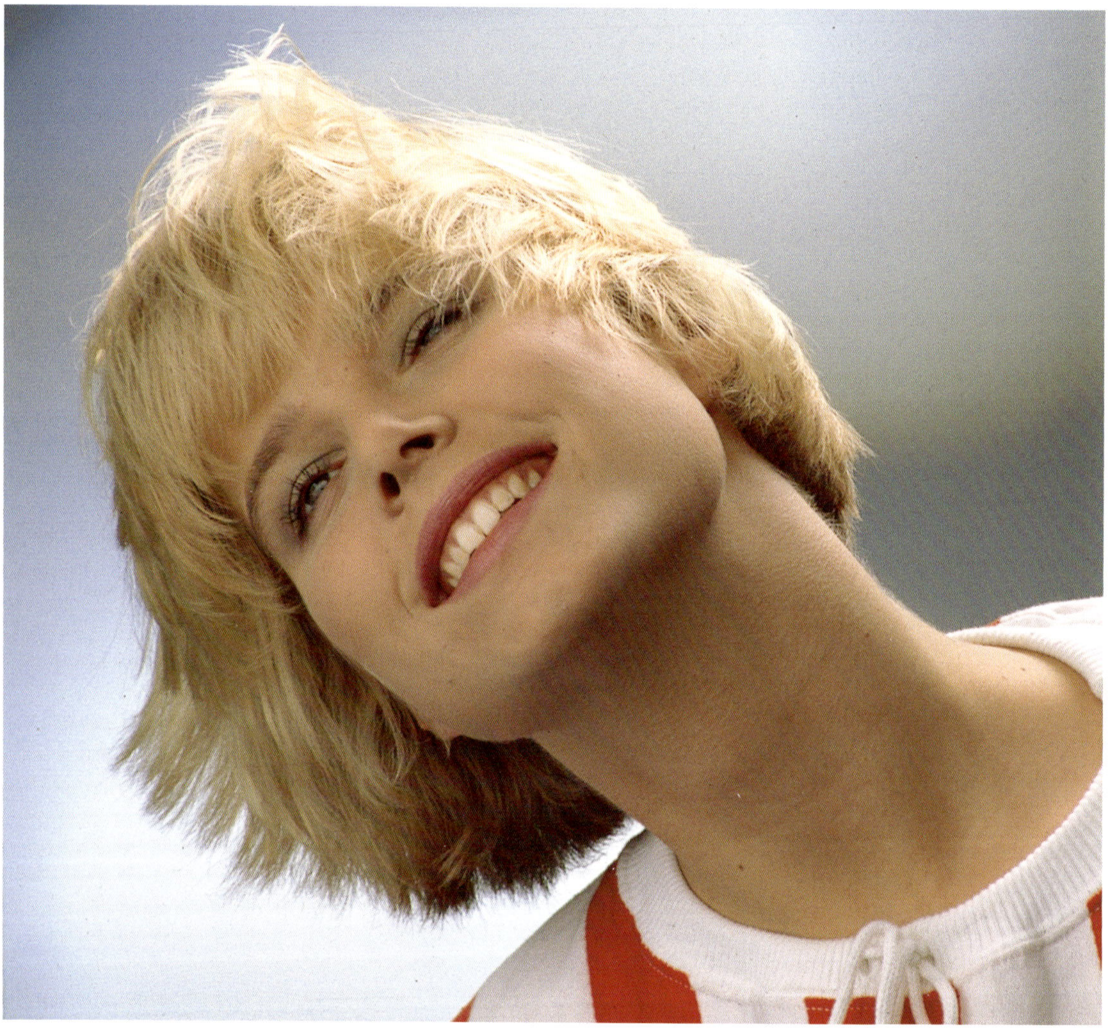

Dünne, poröse Haare saugen sich schneller voll. Das Farbergebnis wird dadurch satter. Kräftiges Haar dagegen benötigt eine intensivere Pigmentierung. (Dies gilt insbesondere, wenn ein höherer Grauanteil vorhanden ist.)

Tipp Wählen Sie bei dünnen, porösen Haaren die Farbnuance einen 1/2 Ton heller. Wählen Sie bei borstigen, kräftigen Haaren die Farbnunace einen 1/2 Ton dunkler.

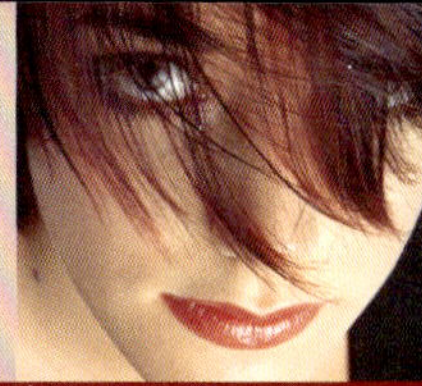

Gewusst wie: Auftragetechnik bei Rot-Nuancen

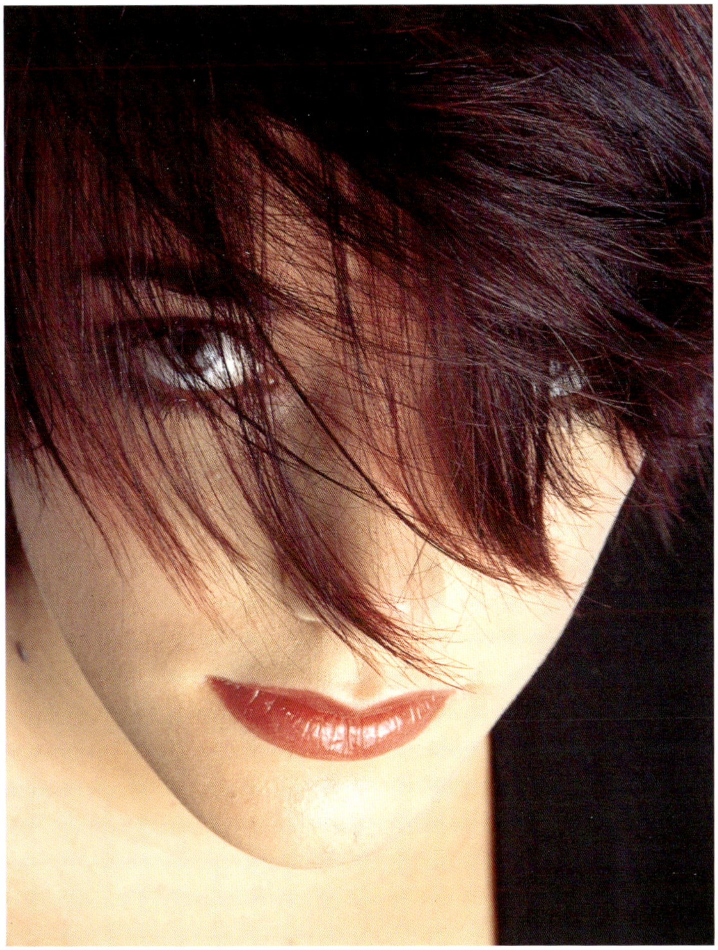

Bei Rot-Nuancen wird die Haarfarbe zuerst in den dunkleren, strukturstärkeren Oberkopfhaaren und Nackenhaaren, zuletzt an den Konturen aufgetragen. Konturhaare sind feiner, dünner und nehmen die Farben intensiver an.

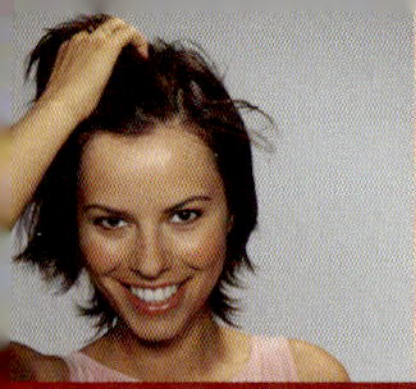

Schwarz ist nicht gleich Schwarz

Die Haarfarbe Schwarz muss brillieren, was mit Tönen oder Colorieren, insbesondere wenn es sich um ausgelaugte, aschig wirkende Haarlängen und -spitzen handelt, nicht automatisch gewährleistet ist.

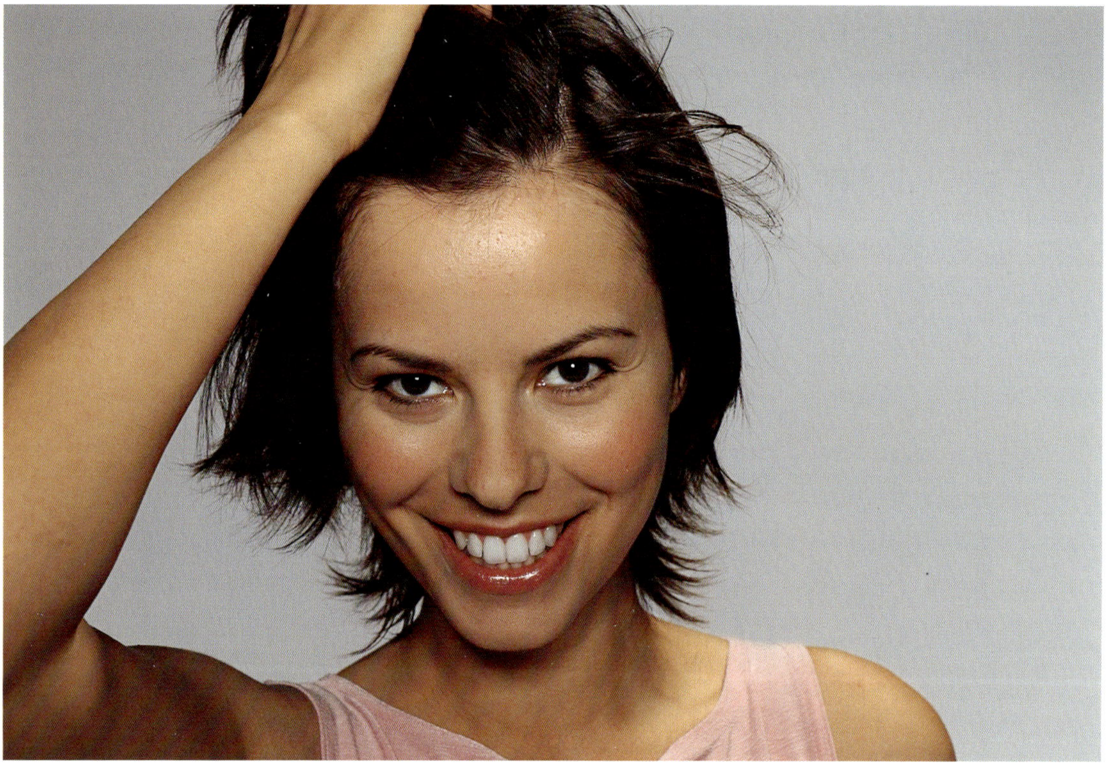

Kommt die Haarfarbe Schwarz auf einen aschigen Untergrund, bleibt sie ebenfalls aschig. Tragen Sie deshalb auf die ausgelaugten, aschig wirkenden Haare, bevor Sie die Haare schwarz tönen oder colorieren, eine Kupfer- oder Rotton-Tönung auf (keine Bordeaux-Violett-Nuancen).

SO WIRD'S GEMACHT Tragen Sie die Pigmentierungsnuance (Tönung) auf die verblassten Haarlängen und -spitzen auf. (Haare vorher anfeuchten!) Nach der vorgegebenen Einwirkzeit wird die Tönung abgespült und die gewünschte Farbnuance auf das gesamte Haar aufgetragen.

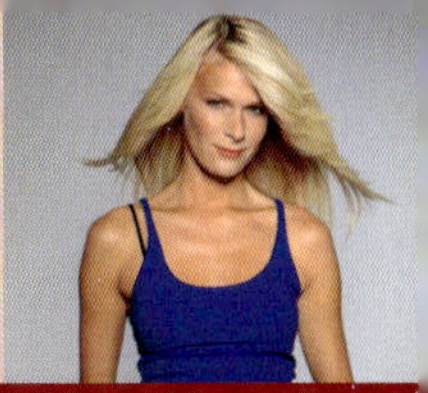

Blond ist nicht gleich Blond

Blond muss eine raffinierte, versteckte Erotik zum Ausdruck bringen.

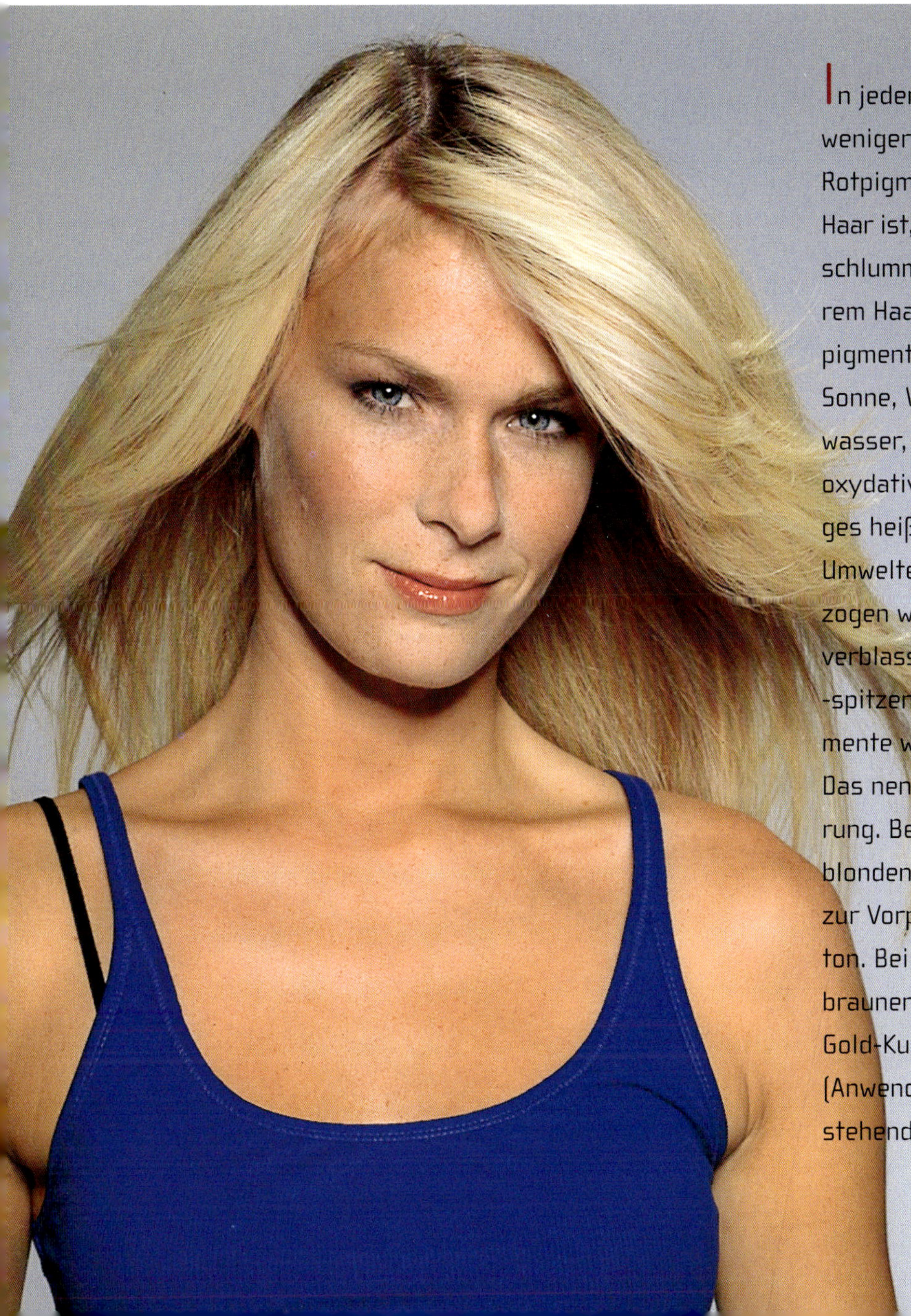

In jedem Haar lagern mehr oder weniger viele Gold-, Kupfer- und Rotpigmente. Je dunkler das Haar ist, umso mehr Rotpigmente schlummern im Haar. Bei hellerem Haar überwiegen die Goldpigmente. Wenn diese durch Sonne, Wind, Meer- oder Chlorwasser, Dauerwellen, starke oxydative Farbaufhellung, häufiges heißes Föhnen oder sonstige Umwelteinflüsse dem Haar entzogen worden sind, müssen den verblassten Haarlängen und -spitzen die entzogenen Pigmente wieder zugeführt werden. Das nennt man Vorpigmentierung. Bei hellen bis dunkelblonden Haaren empfiehlt sich zur Vorpigmentierung ein Goldton. Bei hellbraunen bis mittelbraunen Haaren empfehlen sich Gold-Kupfer-Nuancen. (Anwendung: siehe linke, nebenstehende Seite.)

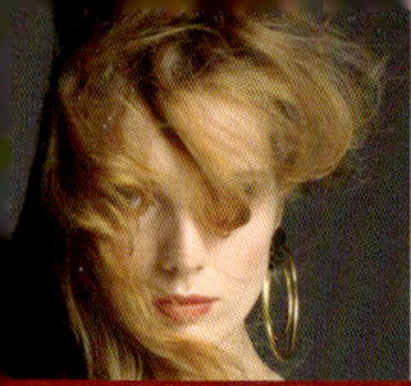

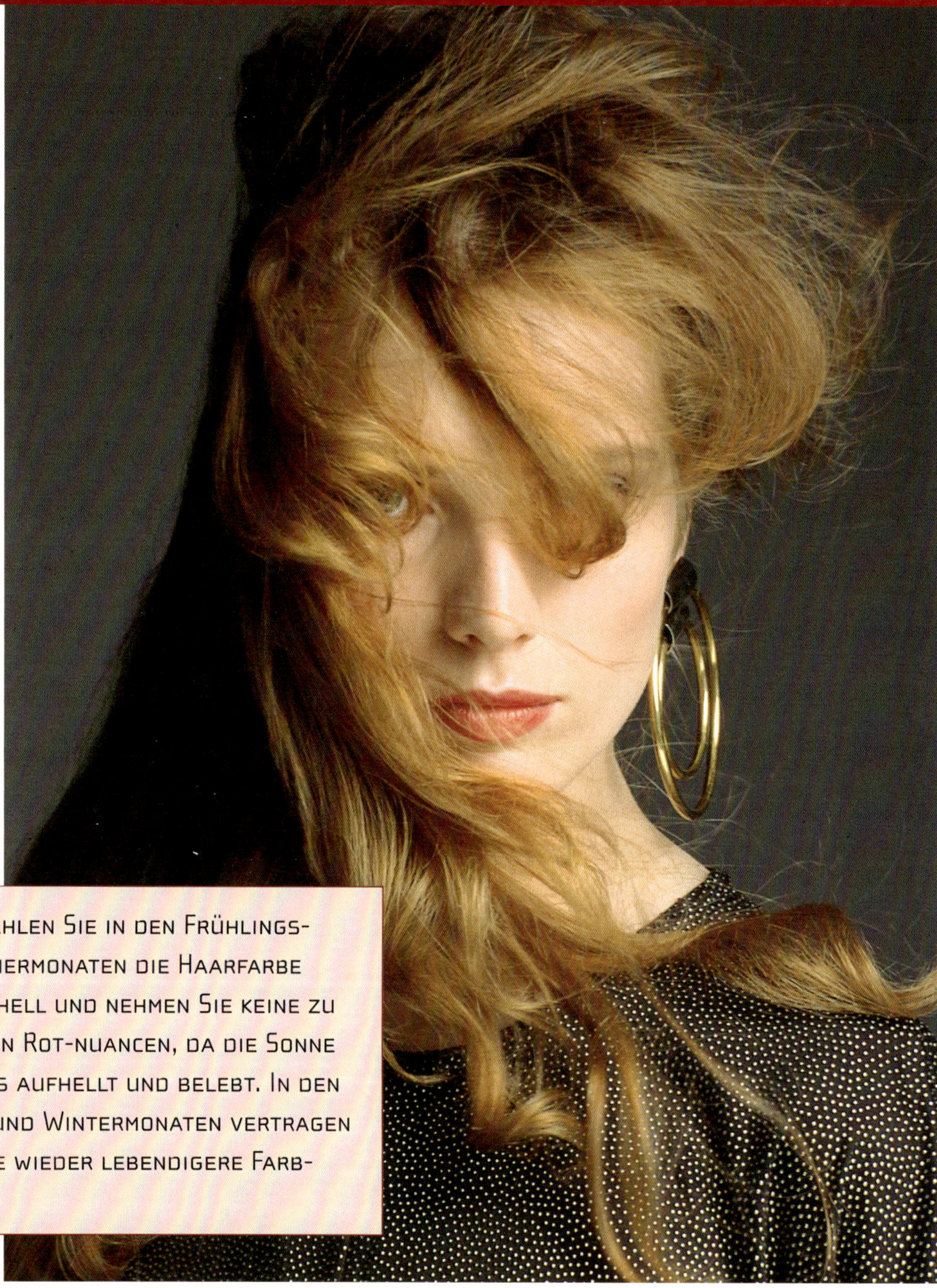

Tipp Wählen Sie in den Frühlings- und Sommermonaten die Haarfarbe nicht zu hell und nehmen Sie keine zu intensiven Rot-nuancen, da die Sonne ebenfalls aufhellt und belebt. In den Herbst- und Wintermonaten vertragen die Haare wieder lebendigere Farbtöne.

Achten Sie darauf, dass sich Ihr Haarschnitt und Ihre Farbe immer wieder erneuern und lassen Sie keine Langeweile aufkommen.

Ein neuer Haarschnitt oder eine neue Farbe, ja selbst kleinere Veränderungen, können Ihr Leben positiv beeinflussen.

Farbe, Schnitt und Styling – Frisur-Creationen

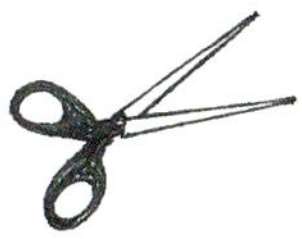

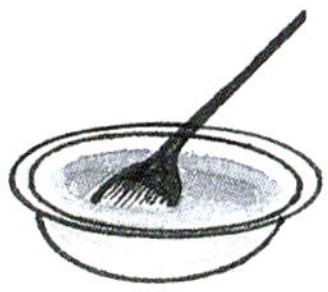

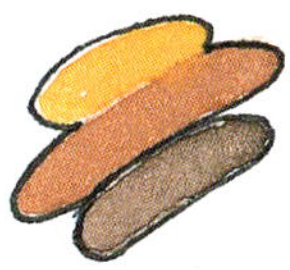

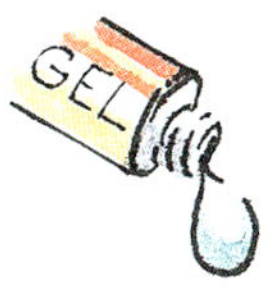

Auf den folgenden Seiten werden Ihnen Farbempfehlungen, Farbsträhnen, Haarschnitte und Styling-Ideen vorgestellt. Wir zeigen Ihnen, wie einfach modische Farben ins Haar zu bringen sind und welche Wirkung sie auf jedes Haar haben. Anhand von Beispielen illustrieren wir Ihnen, wie wichtig Farbe im Haar ist, und wie Sie mit wenigen Schnitt-Techniken bei verschiedensten Haarlängen, von superkurz bis superlang, Schnitt für Schnitt zum Erfolg kommen.

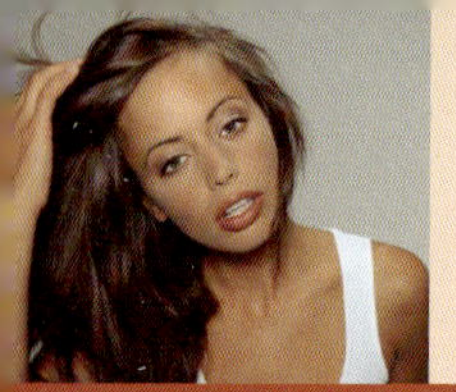

Ein unkomplizierter Stufenschnitt

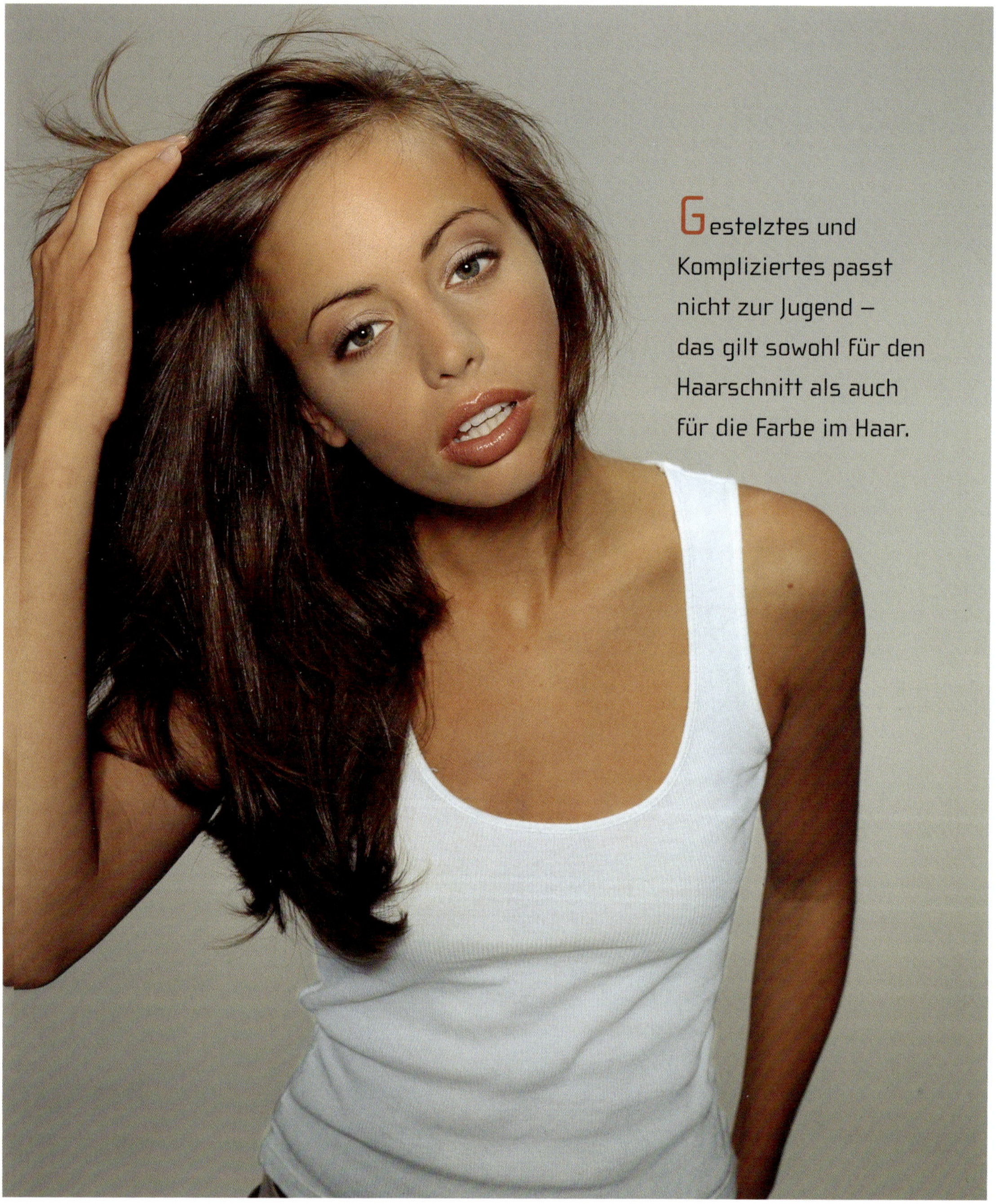

Gestelztes und Kompliziertes passt nicht zur Jugend – das gilt sowohl für den Haarschnitt als auch für die Farbe im Haar.

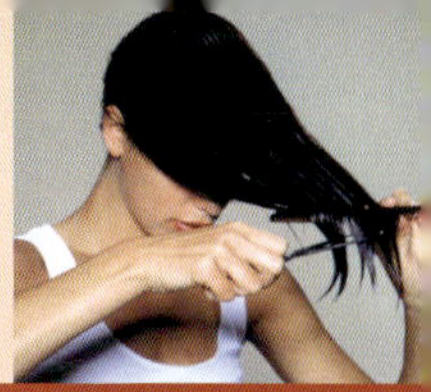

Bei diesem leicht auszuführenden Langhaarschnitt werden alle Haare im nassen Zustand vom Nacken ausgehend nach vorne gekämmt und in die gewünschte Länge geschnitten. Auf diese Weise stellt sich automatisch eine leichte Stufung ein. Zur Kontrolle werden alle Haare zum Gesicht gekämmt, wie dargestellt abgeschrägt und dadurch zusätzlich leicht gestuft.

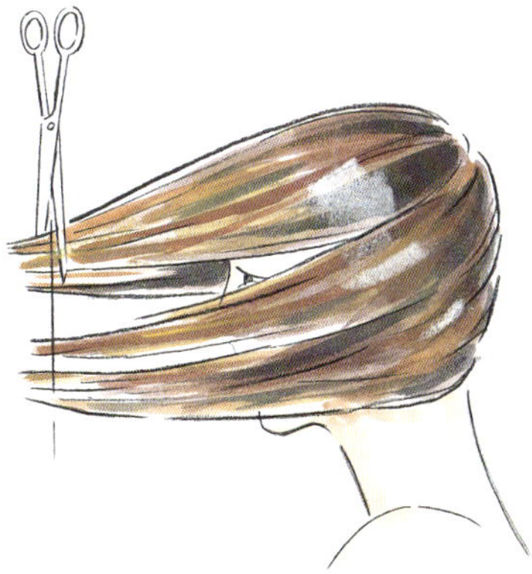

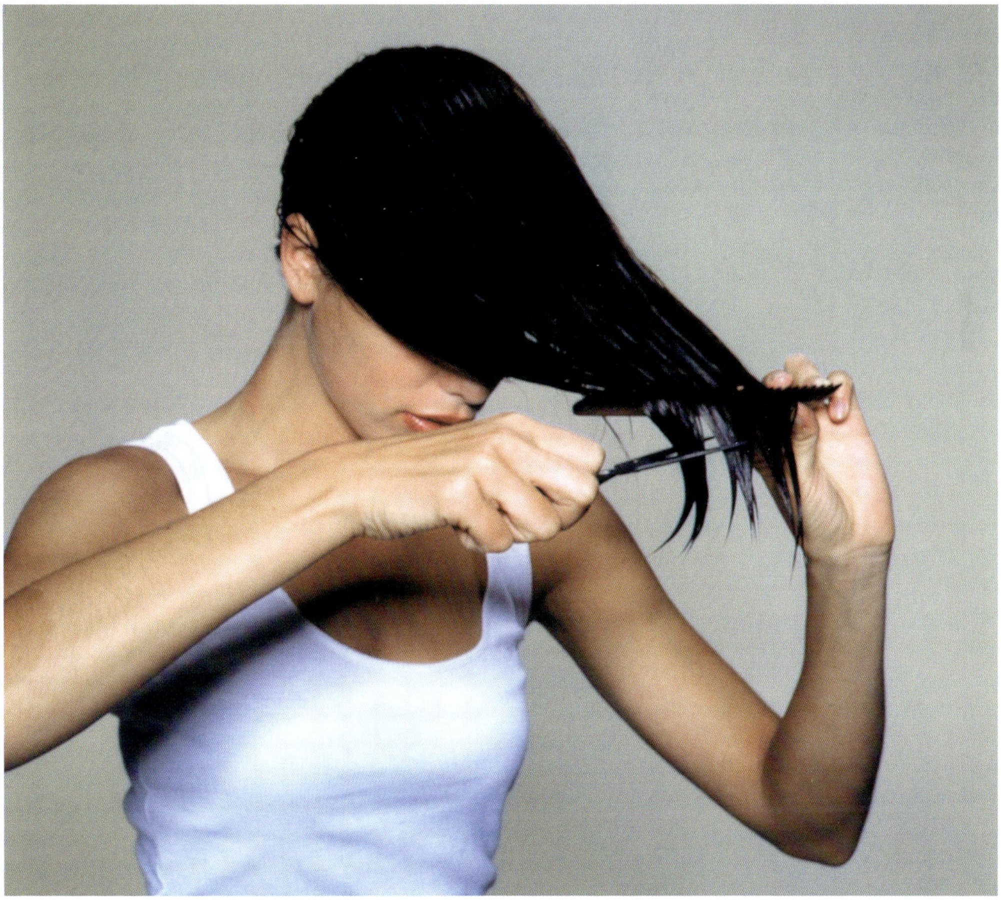

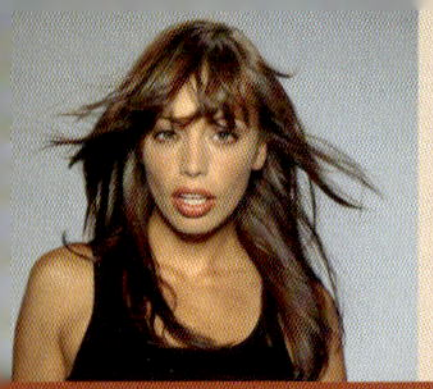

Braun ist nicht gleich Braun

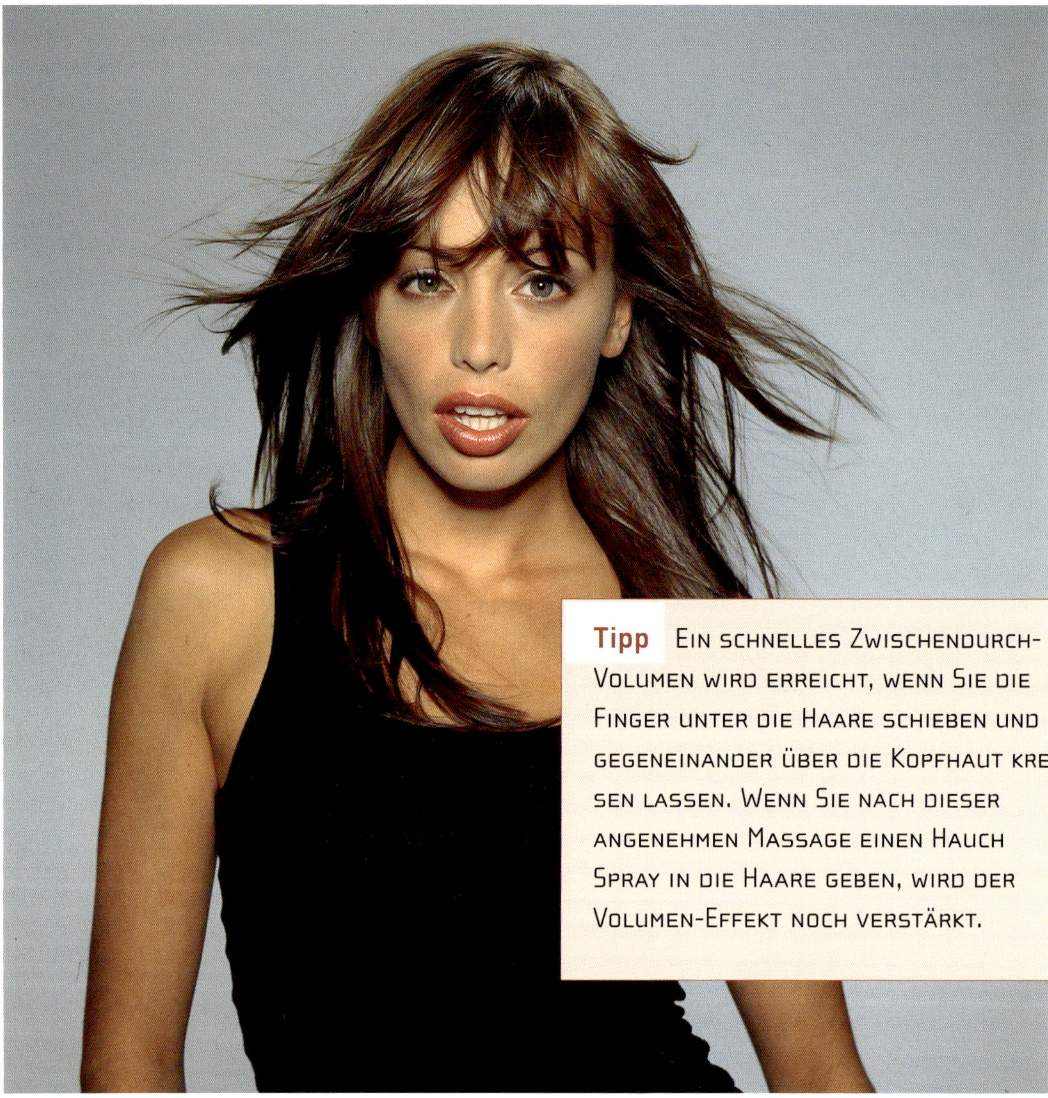

Tipp Ein schnelles Zwischendurch-Volumen wird erreicht, wenn Sie die Finger unter die Haare schieben und gegeneinander über die Kopfhaut kreisen lassen. Wenn Sie nach dieser angenehmen Massage einen Hauch Spray in die Haare geben, wird der Volumen-Effekt noch verstärkt.

Die Schönheit von braunem Haar wird erst entfacht, wenn die schlummernden Rotpigmente durch die Sonne oder durch Farbsträhnen aktiviert werden. Diese natürliche Haarfarbe Hellbraun wurde mit Kupfergold gesträhnt. Wenn dunkleres Haar nur um wenige Nuancen aufgehellt wird, entsteht automatisch eine leichte Kupfer-Nuancierung.

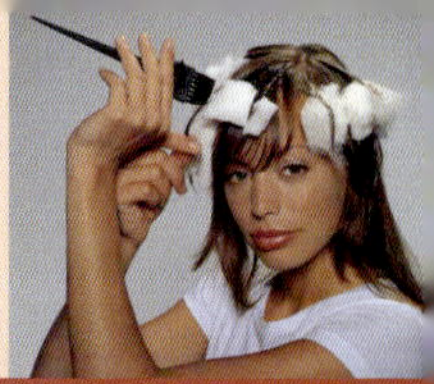

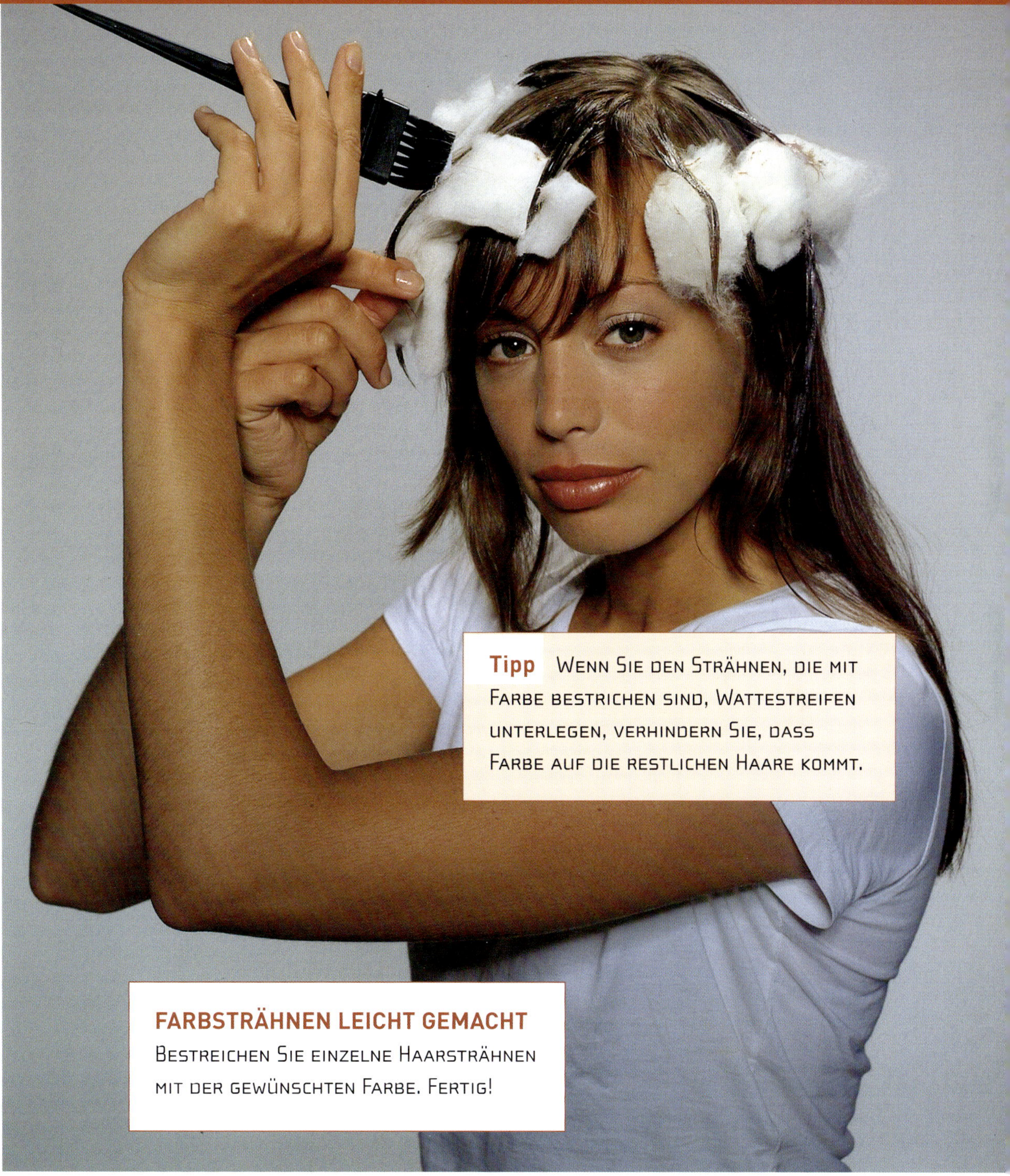

Tipp Wenn Sie den Strähnen, die mit Farbe bestrichen sind, Wattestreifen unterlegen, verhindern Sie, dass Farbe auf die restlichen Haare kommt.

FARBSTRÄHNEN LEICHT GEMACHT

Bestreichen Sie einzelne Haarsträhnen mit der gewünschten Farbe. Fertig!

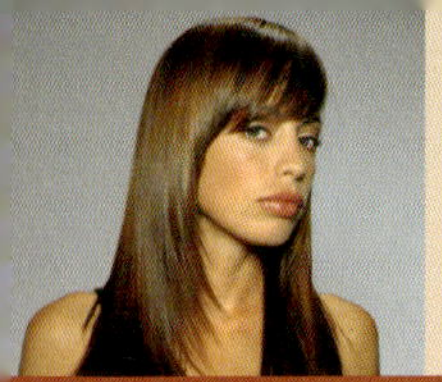

Wie langes Haar seinen natürlichen Fall behält

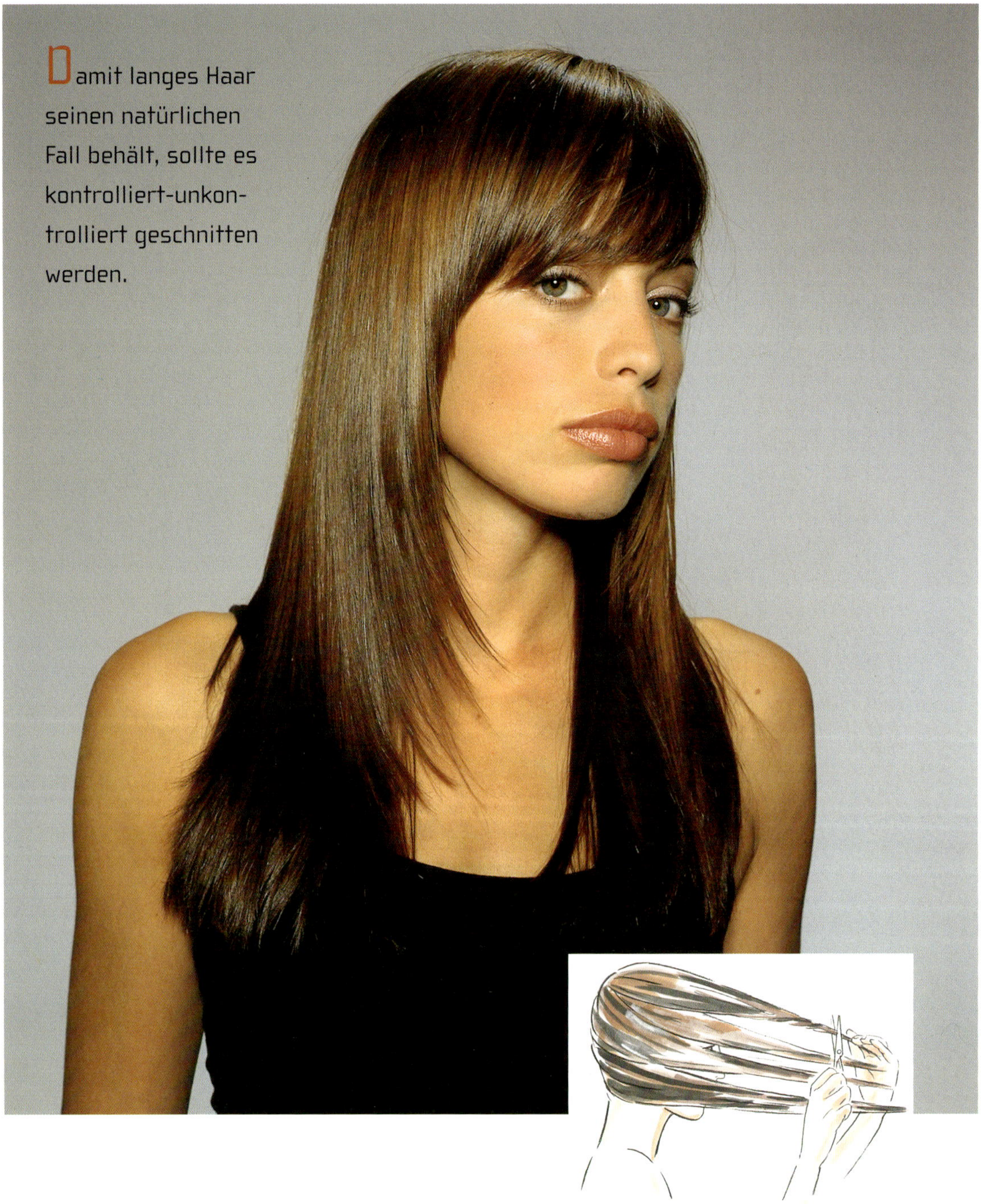

Damit langes Haar seinen natürlichen Fall behält, sollte es kontrolliert-unkontrolliert geschnitten werden.

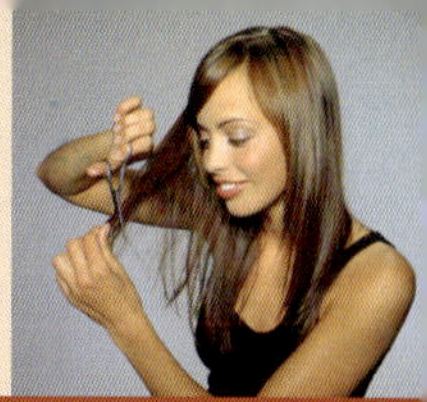

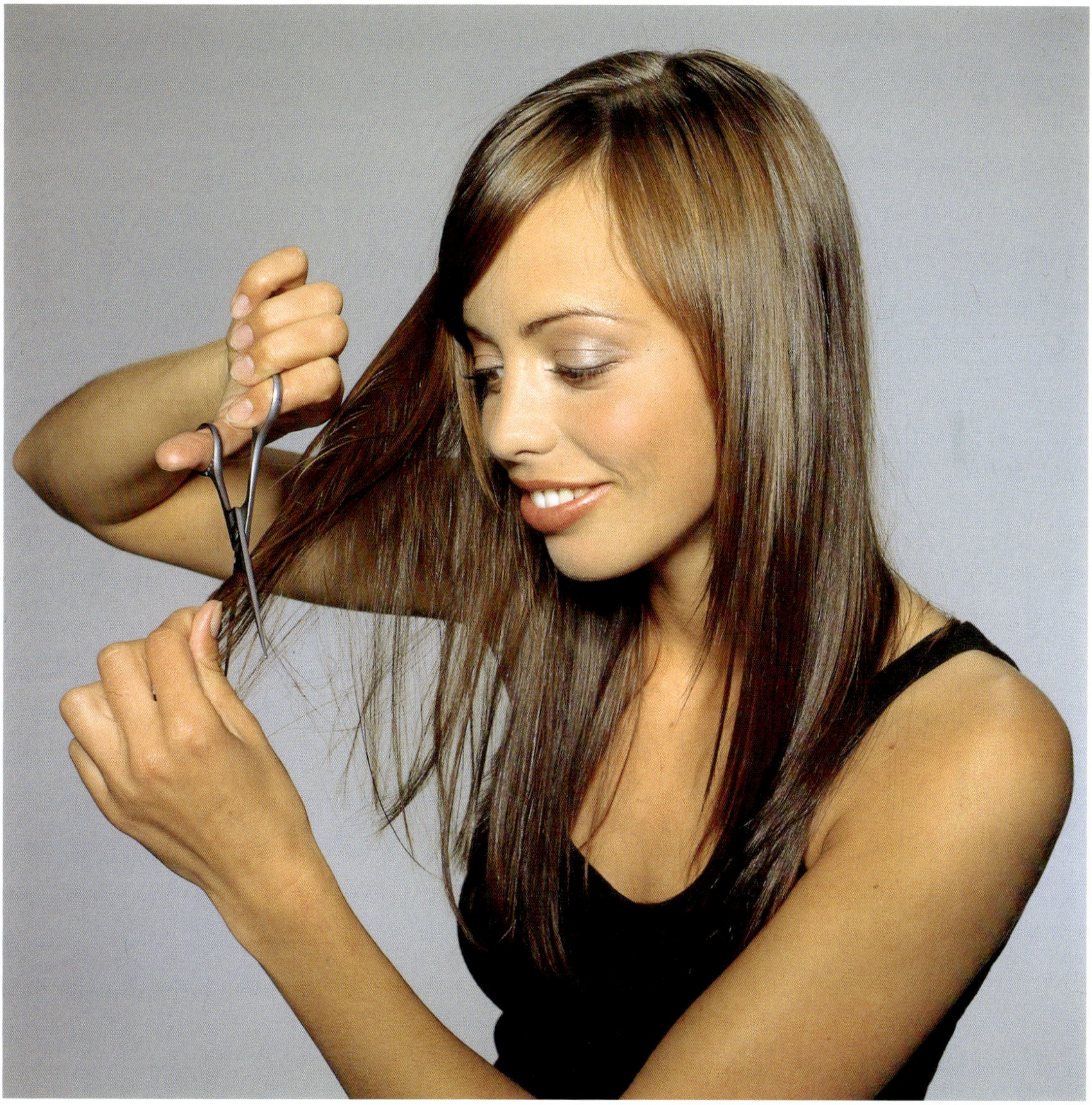

Bei der Schnittkorrektur zwischendurch werden einzelne Haarpartien, insbesondere im Konturenbereich, durch die leicht geöffnete Schere gezogen. Die Haare bekommen dadurch eine selbstverständliche, fedrige Leichtigkeit.

Alternativ können einzelne Haarpartien – wie in der Illustration dargestellt – schichtweise nach vorne gezogen und in sich gedreht, abgeschrägt geschnitten werden.

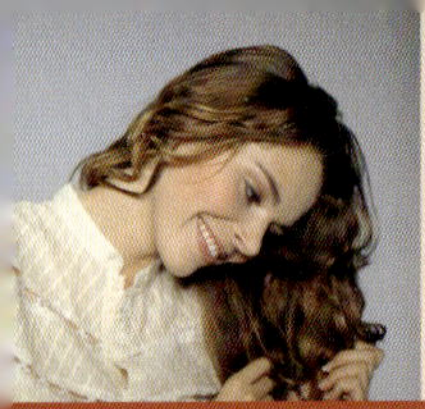

Karibik-Farbsträhnen

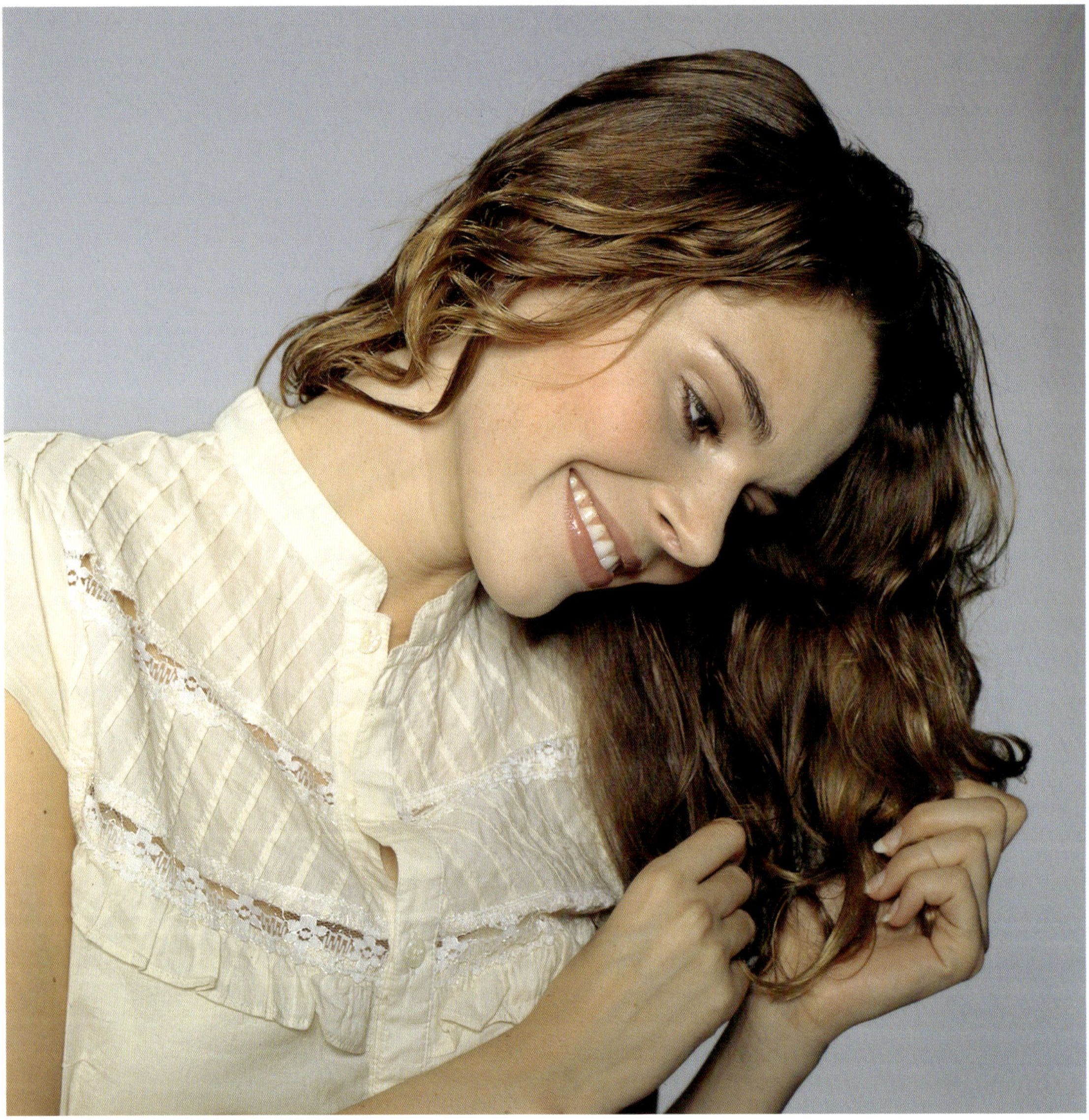

Bei diesem mittelbraunen Naturton wurde für die Farbsträhnen, zur Hautfarbe passend, ein warmer Cognac-Kupferton gewählt.

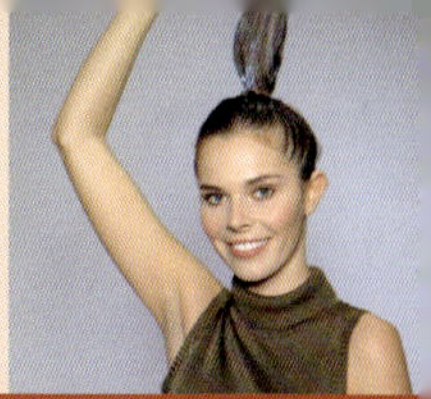

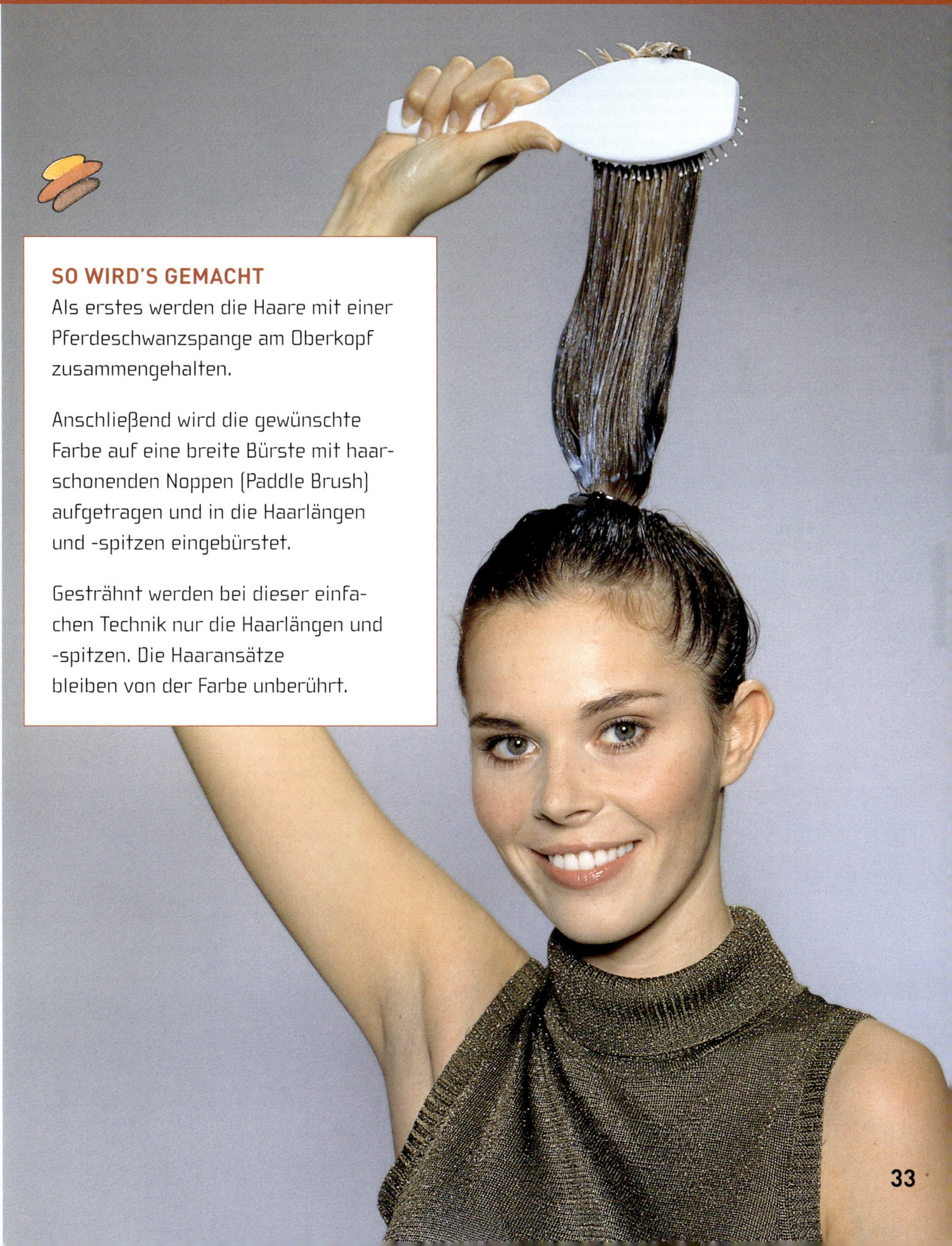

SO WIRD'S GEMACHT

Als erstes werden die Haare mit einer Pferdeschwanzspange am Oberkopf zusammengehalten.

Anschließend wird die gewünschte Farbe auf eine breite Bürste mit haarschonenden Noppen (Paddle Brush) aufgetragen und in die Haarlängen und -spitzen eingebürstet.

Gesträhnt werden bei dieser einfachen Technik nur die Haarlängen und -spitzen. Die Haaransätze bleiben von der Farbe unberührt.

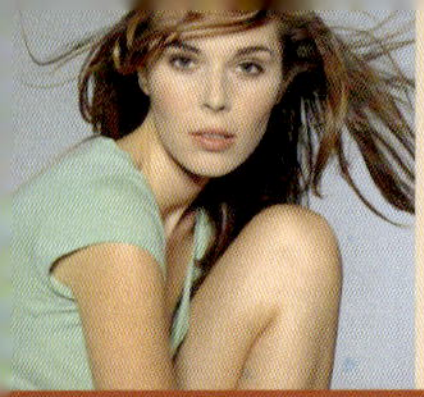

Ein Haarschnitt, der Bewegungsfreiheit zulässt

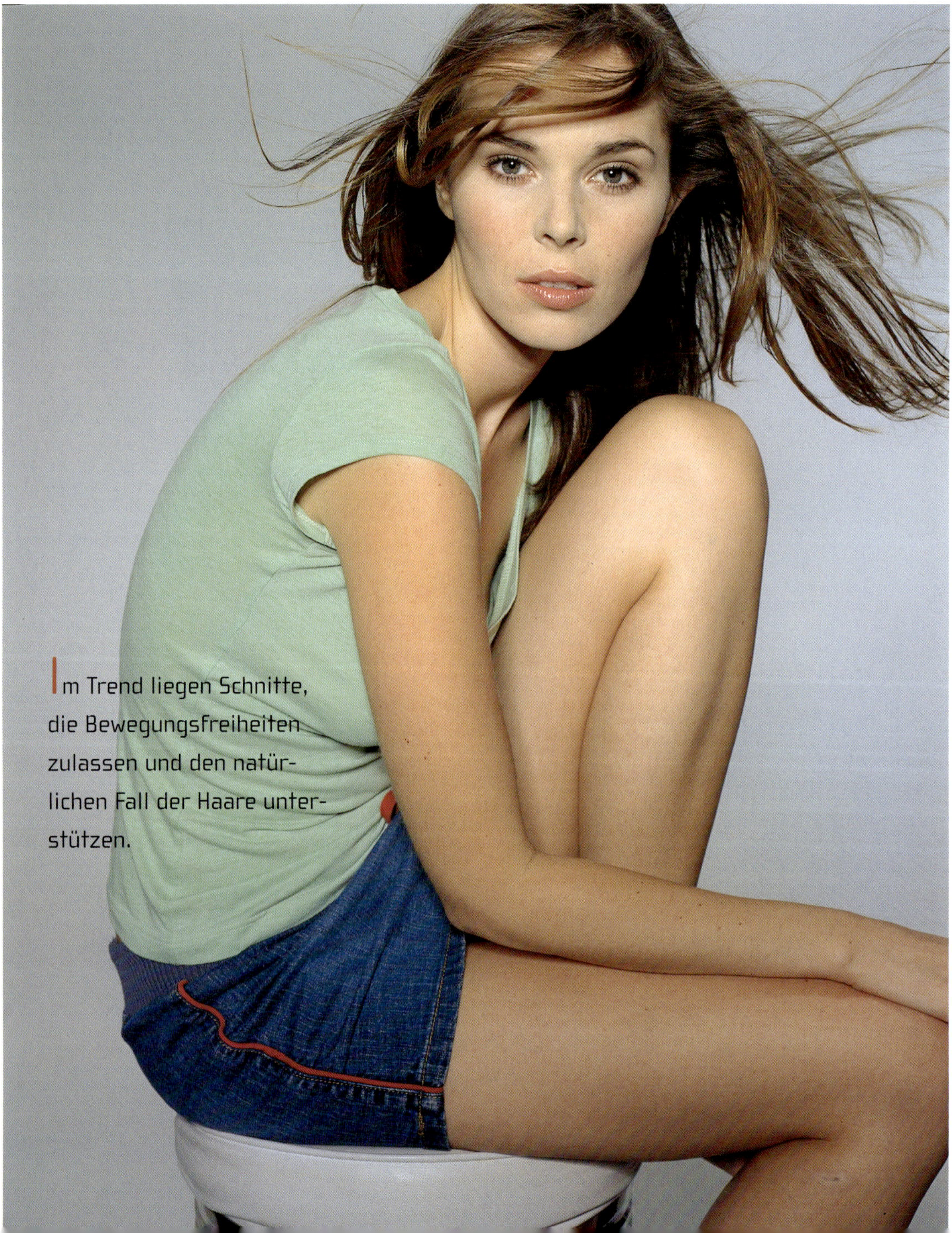

Im Trend liegen Schnitte, die Bewegungsfreiheiten zulassen und den natürlichen Fall der Haare unterstützen.

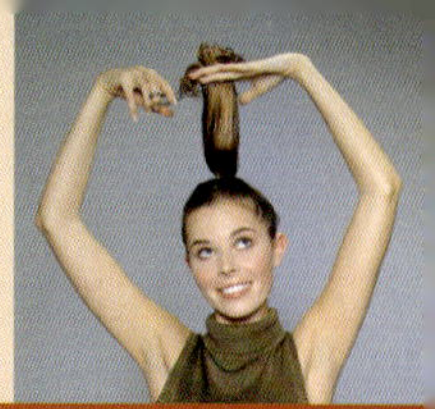

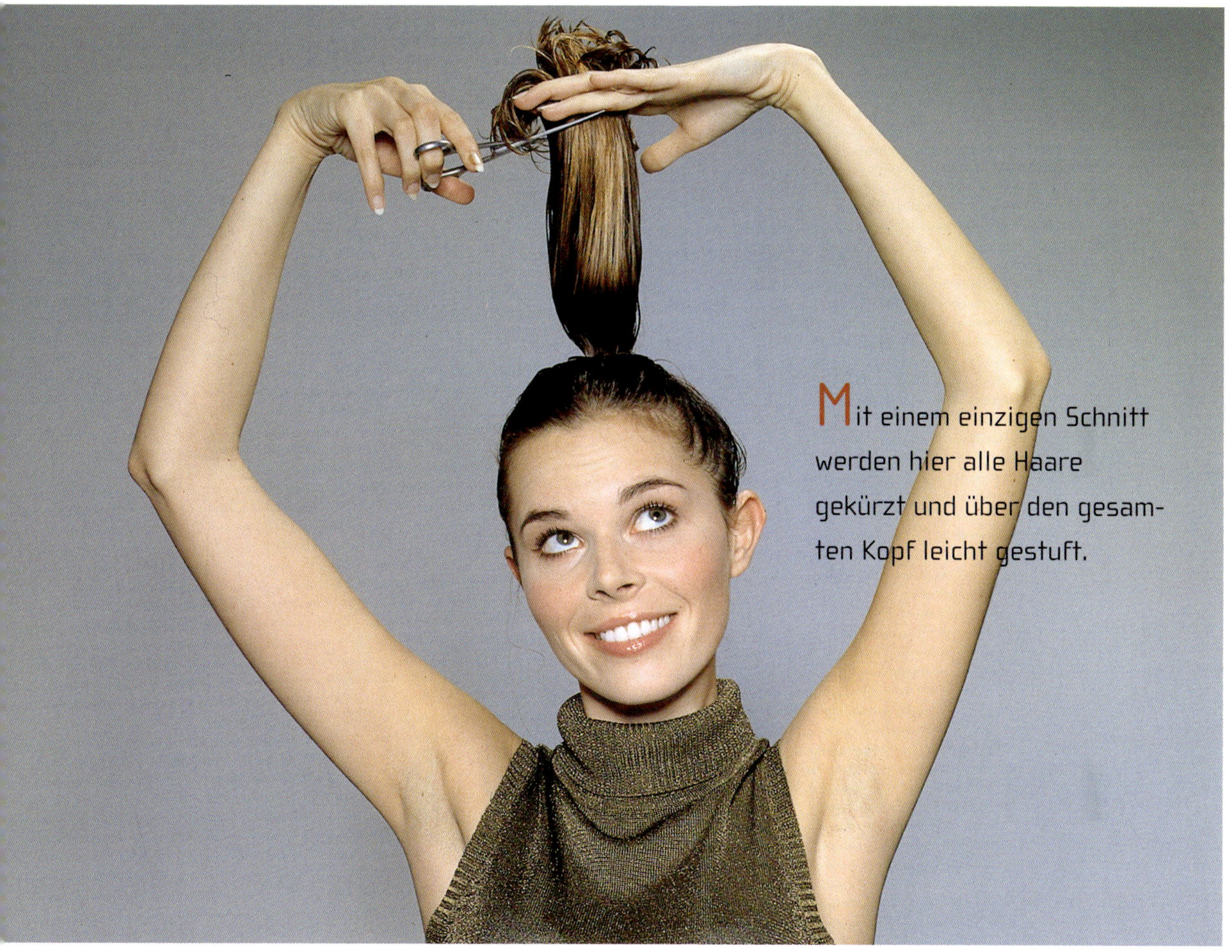

Mit einem einzigen Schnitt werden hier alle Haare gekürzt und über den gesamten Kopf leicht gestuft.

SO WIRD'S GEMACHT

Bei dieser Technik werden zunächst alle Haare in der Mitte des Oberkopfes mit einer Pferdeschwanzklammer oder einem Gummiring zusammengehalten und anschließend gekürzt und gleichzeitig leicht gestuft. Zur Seitenabstufung ziehen Sie die Haare noch nach vorne. Schnitt und Fall der Haare können Sie auf diese Weise kontrollieren.

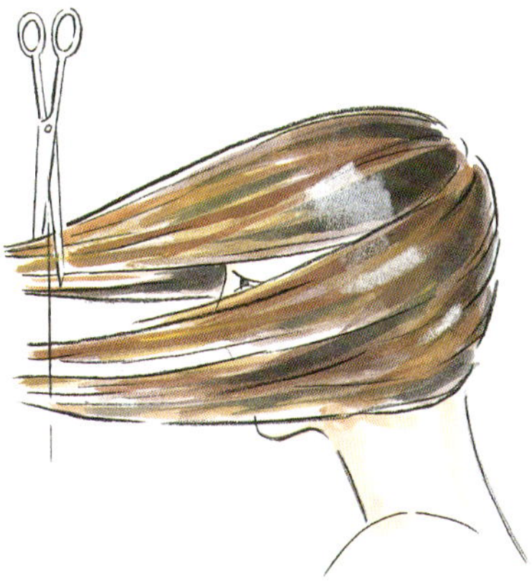

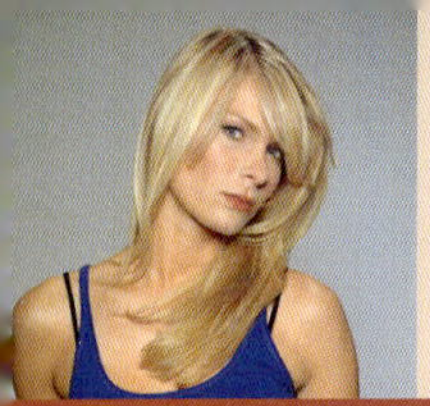

Basis- oder Korrekturschnitt bei Langhaar

Sicher haben Sie schon bemerkt, dass alle bisher gezeigten Langhaarschnitte kombinierbar sind.

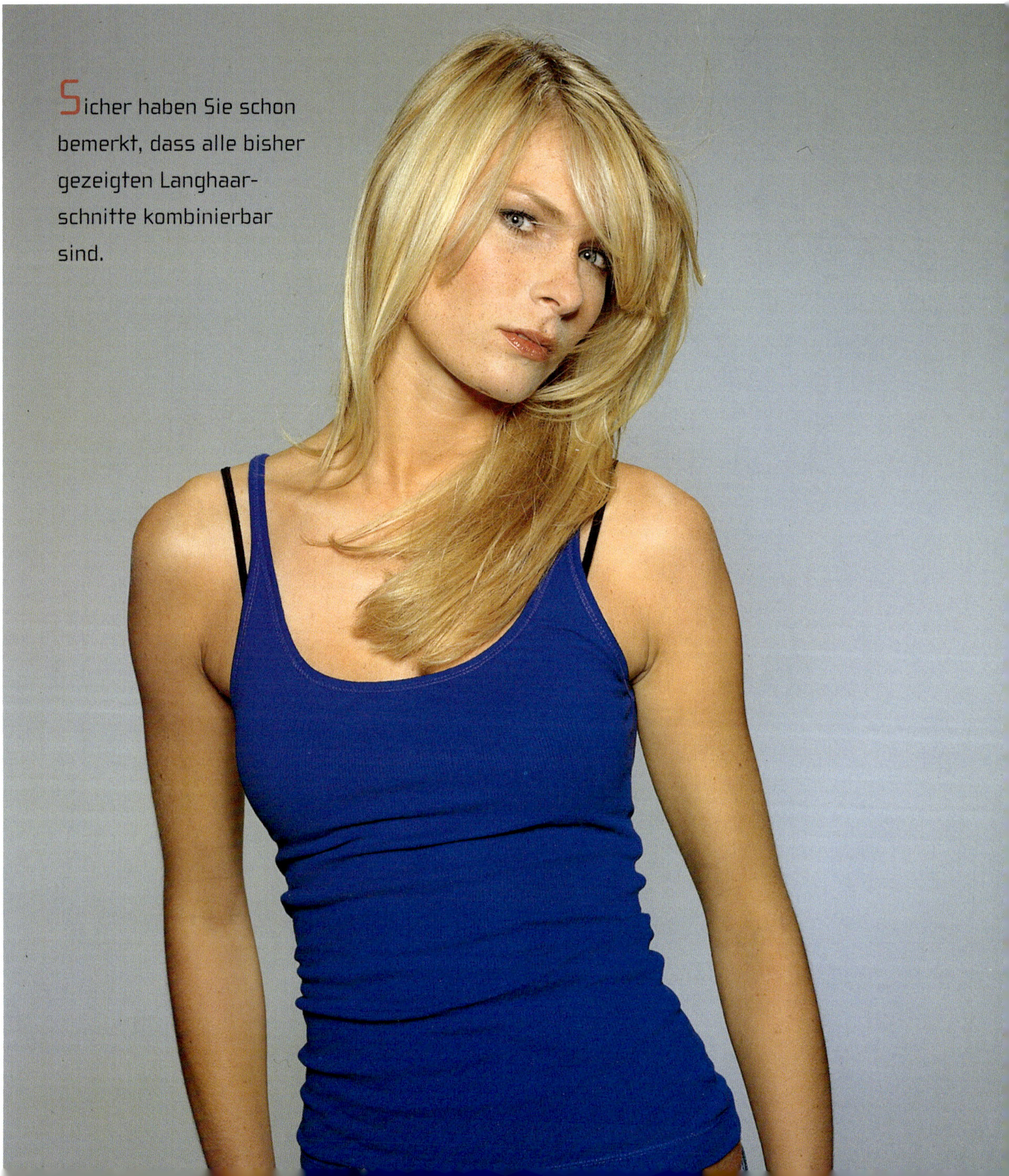

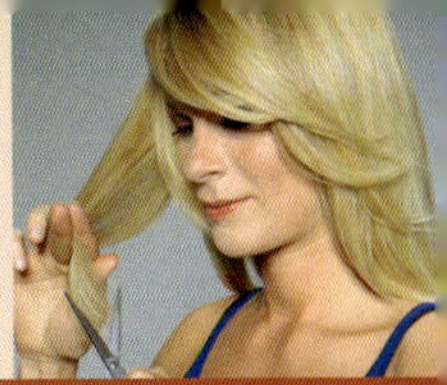

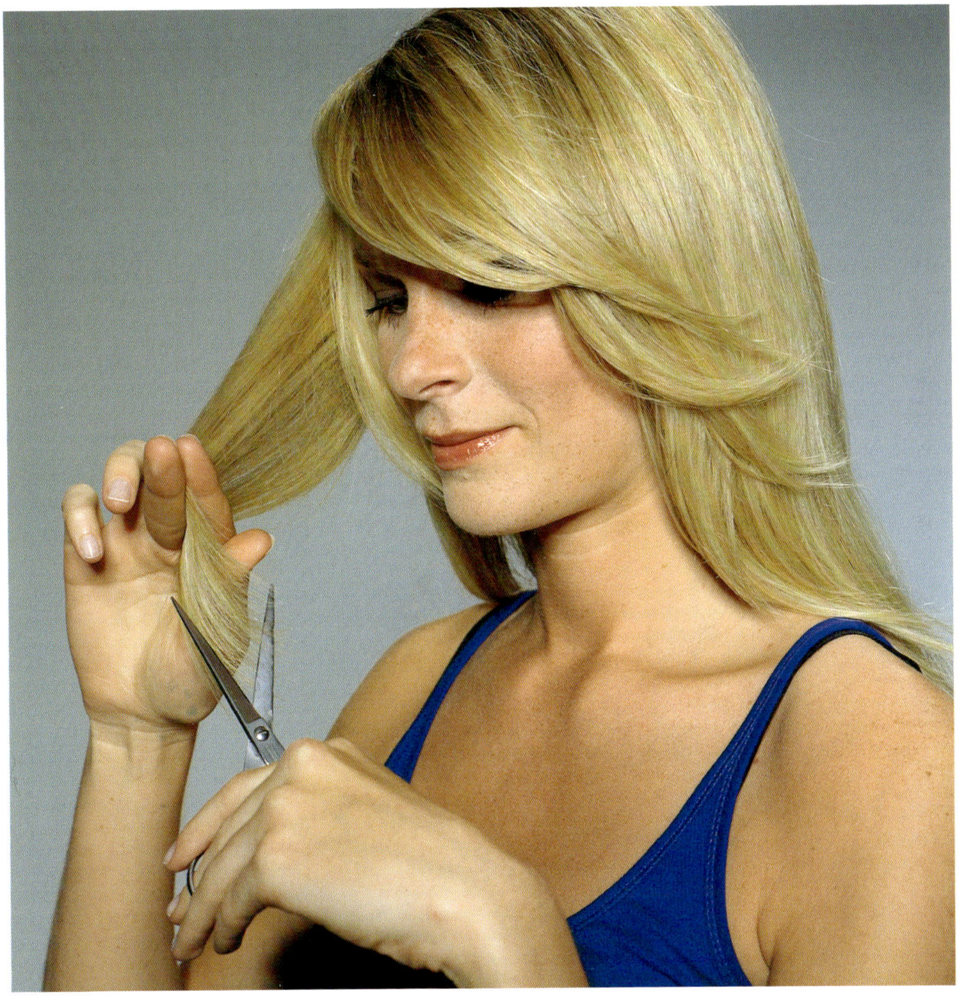

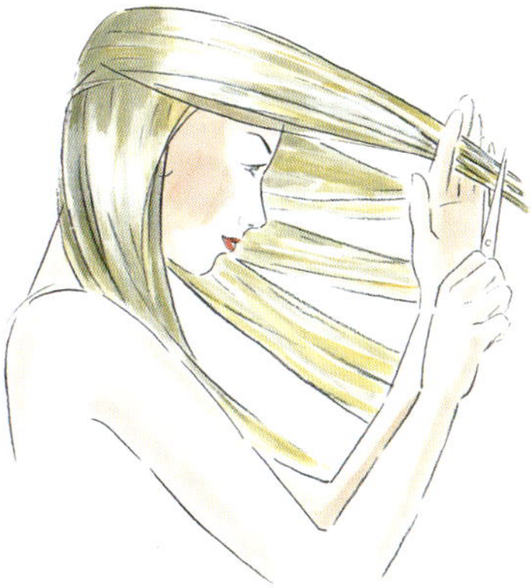

Bei diesem Korrekturschnitt werden nur einzelne Haarpartien im Konturen- und Ponybereich leicht angeschrägt. Zur leichten Stufung der längeren Haare können einzelne Haarpartien sukzsessive in Stirn-, Augen- und Kinnhöhe nach vorne gezogen und geschnitten werden (siehe Illustration). Für sehr langes Haar finden Sie 2 Basisschnitte auf Seite 38.

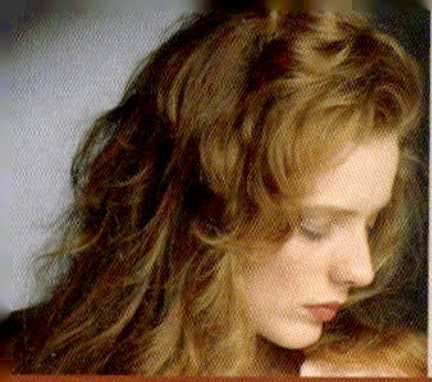

LANGHAAR AUF EINE LÄNGE GESCHNITTEN

Ziehen Sie vom Stirnansatz bis zum Nacken einen Mittelscheitel. Nun wird zunächst die eine, dann die andere Hälfte der Haare, am besten in nassem Zustand, über die Schulter nach vorne gekämmt und in die gewünschte Länge geschnitten.

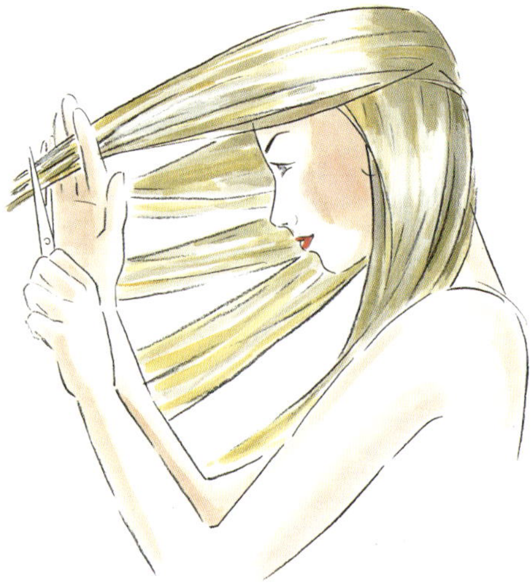

Tipp Um ein optimales Haarvolumen zu erlangen, etwas Formschaum ins handtuchtrockene Haar kneten und anschließend mit einem Föhn-Diffusoraufsatz föhnen. Die Haare dabei zusätzlich mit den Fingern kneten.

LANGHAAR LEICHT GESTUFT

Um eine leichte Stufung zu erreichen, wird sehr langes Haar am besten mit vorgebeugtem Kopf im Stehen geschnitten. Die Haare werden dabei über den Kopf nach vorne gezogen und partienweise in die gewünschte Länge geschnitten.

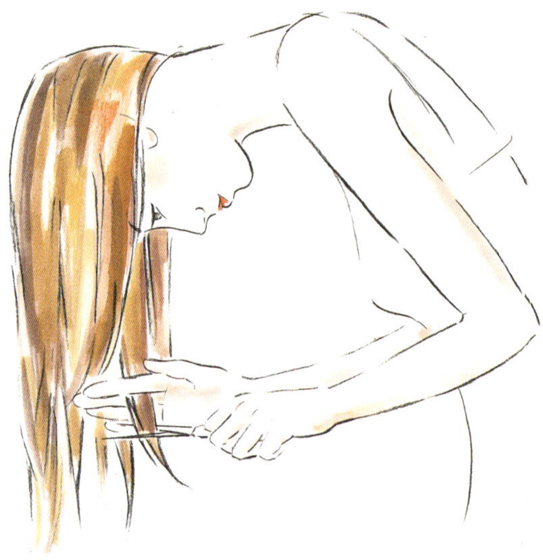

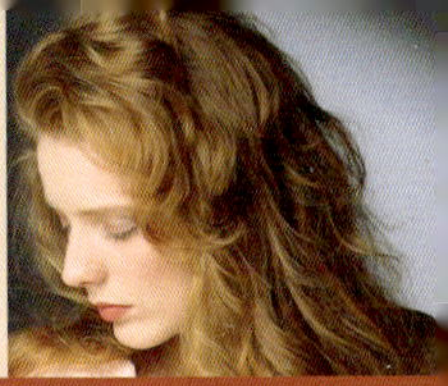

Zwei-Stufen-Farbkombination

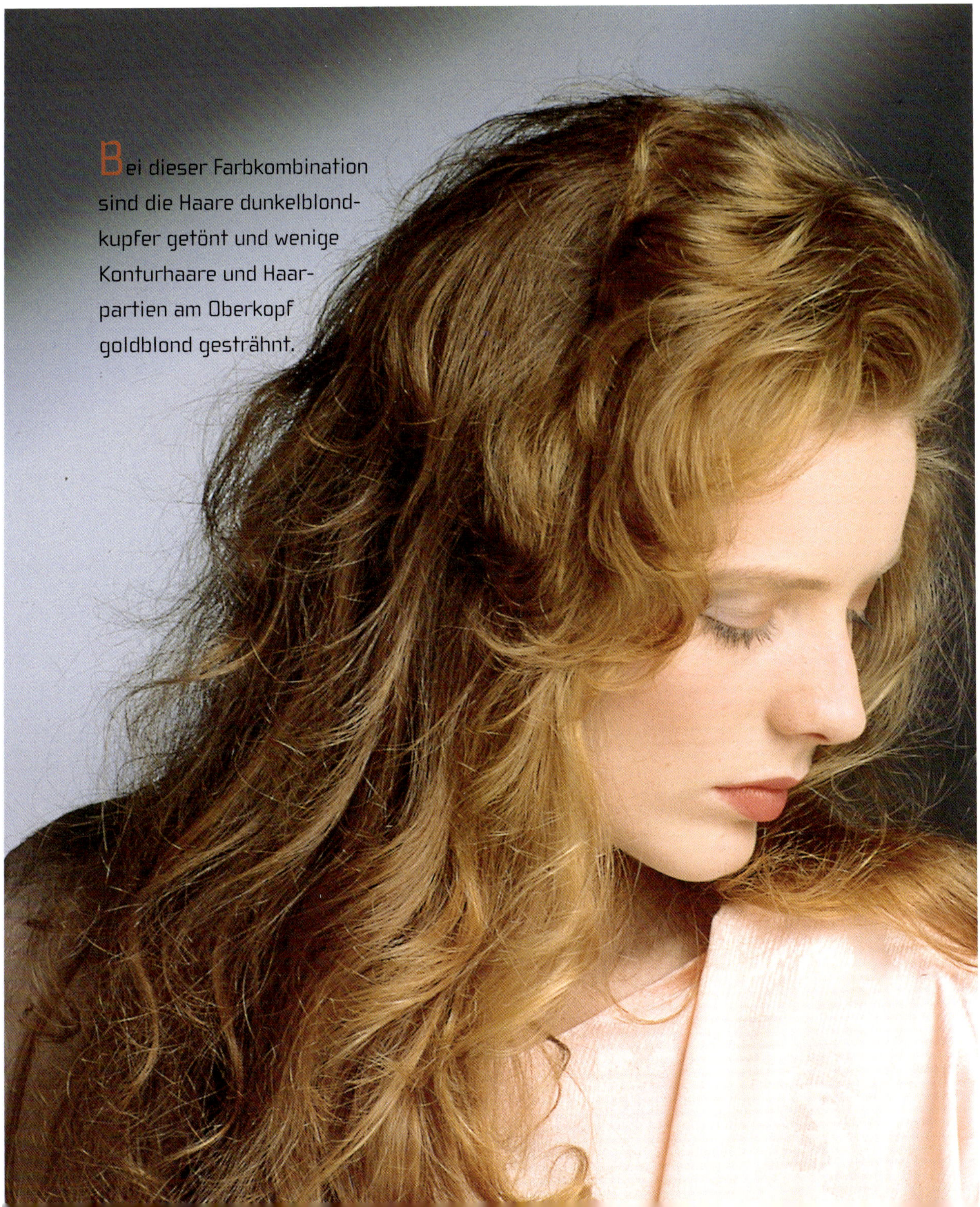

Bei dieser Farbkombination sind die Haare dunkelblond-kupfer getönt und wenige Konturhaare und Haarpartien am Oberkopf goldblond gesträhnt.

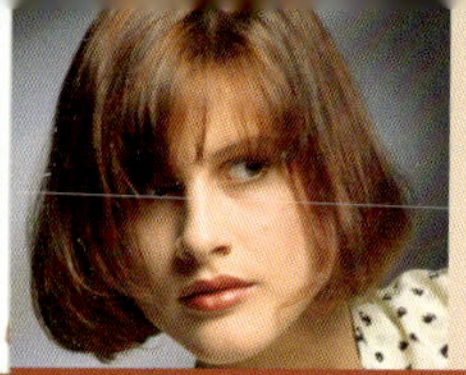

Leicht gestufter Pagenkopf

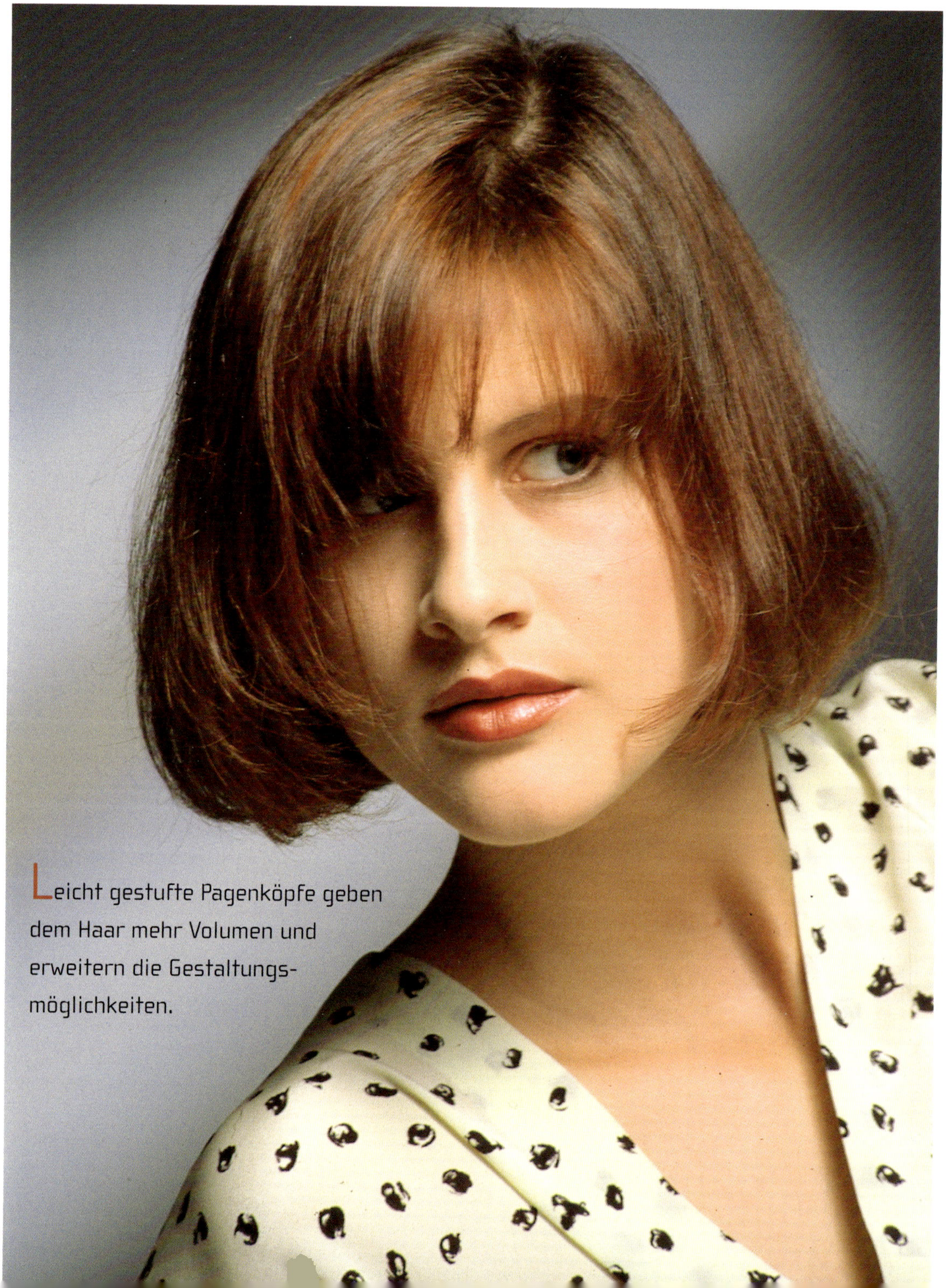

Leicht gestufte Pagenköpfe geben dem Haar mehr Volumen und erweitern die Gestaltungsmöglichkeiten.

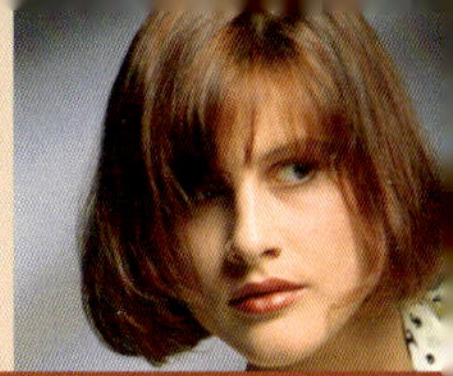

Pagenköpfe in Kinn- oder Schulterlänge sollten immer etwas gestuft werden. Auch bei feinerem Haar ist ein stufiger Schnitt ratsam.

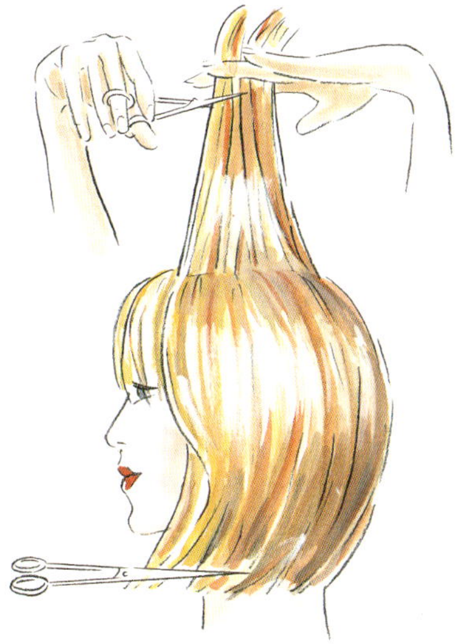

SO WIRD'S GEMACHT

Die zu lang gewordenen Deckhaare werden partienweise am Oberkopf zusammengefasst, in die gewünschte Länge geschnitten und auf diese Weise gleichzeitig gestuft. Mit ein wenig Geschick oder mit Hilfe einer Freundin können auch die Seiten- und Nackenlängen beigeschnitten werden.

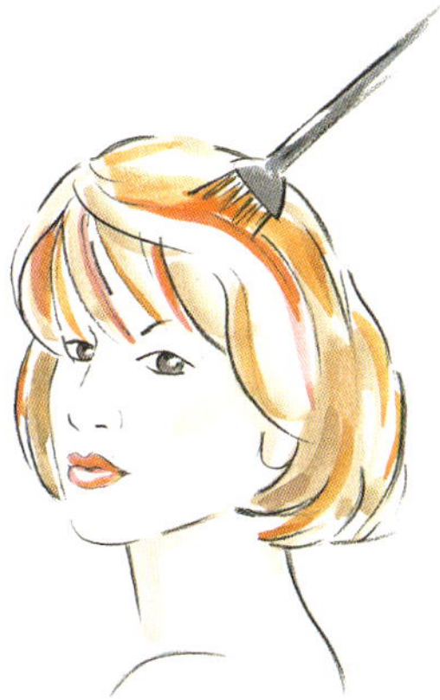

Breite Kupfer-Mahagoni Farbsträhnen auf dem Naturton Hellbraun bis Dunkelbraun geben dem Haar höchste Brillanz.

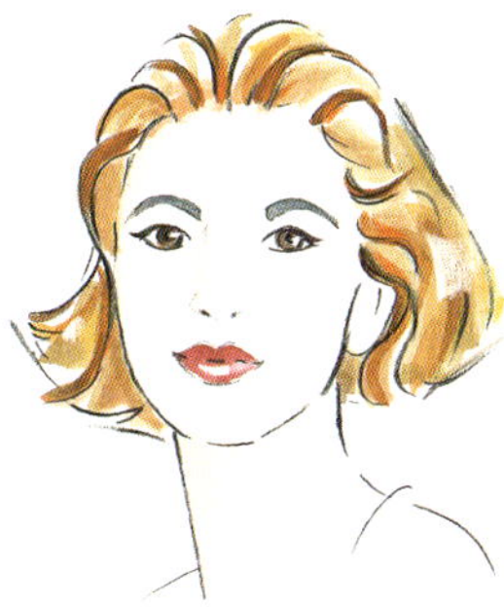

Tipp Um Frisuren variabel gestalten zu können, sollten auch die Haaransätze gesträhnt werden.

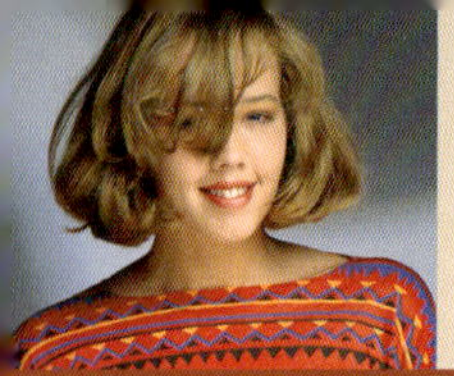

Weniger Haarschnitt ist oft mehr

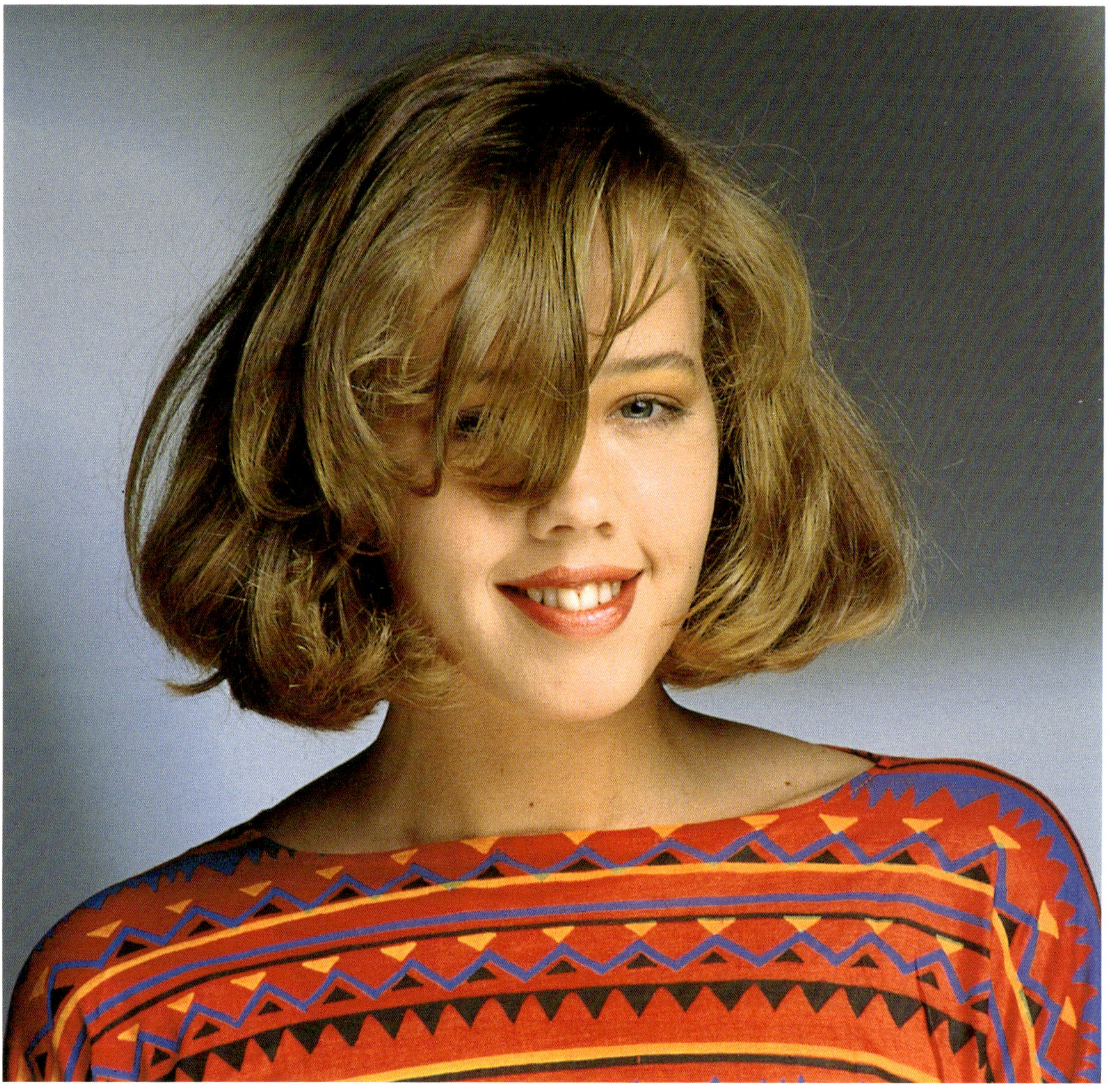

Wenn Sie anfangen zu kompliziert zu denken und zu viel wollen, werden die Haare am Ende zu kurz sein und das Ergebnis wird nicht Ihren Vorstellungen entsprechen.

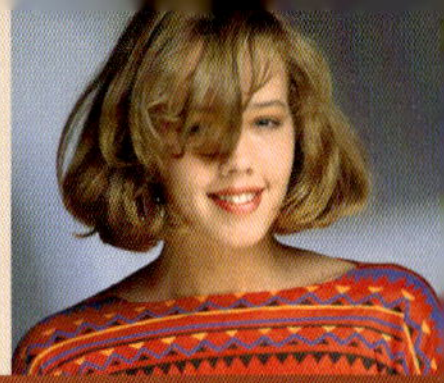

GESTUFTER PAGENKOPF

(Alternative Schnittvariante)
Bei diesem Pagenkopf wurden einzelne Haarpartien in Richtung Stirn, dann in Nasen- und Kinnhöhe gezogen und so minimal angestuft. (Je steiler die Haare zum Gesicht und vom Kopf weggezogen werden, umso stufiger werden sie.)

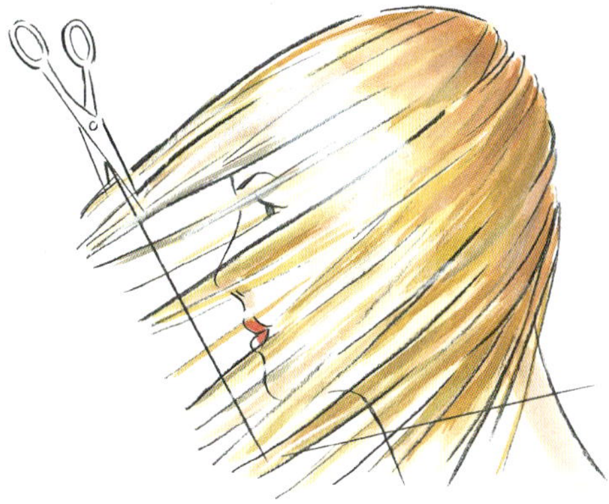

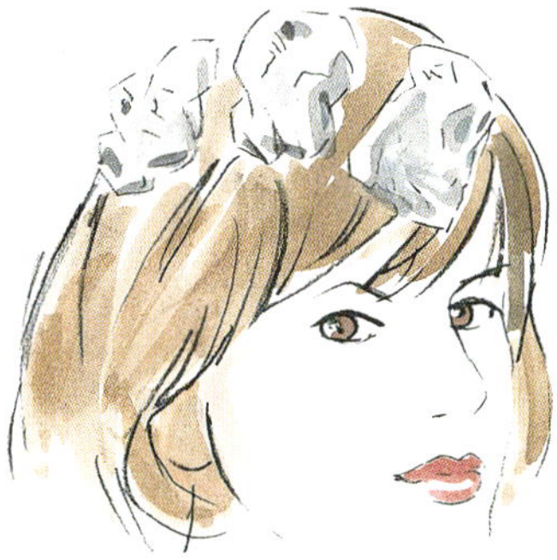

Tipp WENN EINZELNE, BEREITS AUFGEHELLTE HAARPARTIEN IN FOLIENPAPIER GEPACKT WERDEN, KÖNNEN DIE RESTHAARE SOFORT UND IN EINEM ARBEITSGANG GETÖNT WERDEN, OHNE DASS DER STRÄHNENEFFEKT VERLOREN GEHT.

Bei dieser Farbvariante wurden im oberen Deckhaar und den seitlichen Konturhaaren daumendicke Haarpartien mit Goldblond coloriert. Die restlichen Haare wurden mit Kupferblond-Gold getönt. In der Bewegung der Haare setzt diese einfache, farblich ineinander verlaufende Variante phantasievolle Akzente.

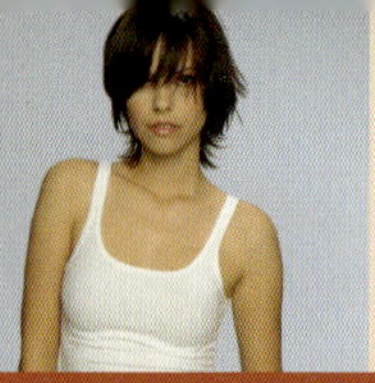

Perfektion war gestern, Individualität ist heute

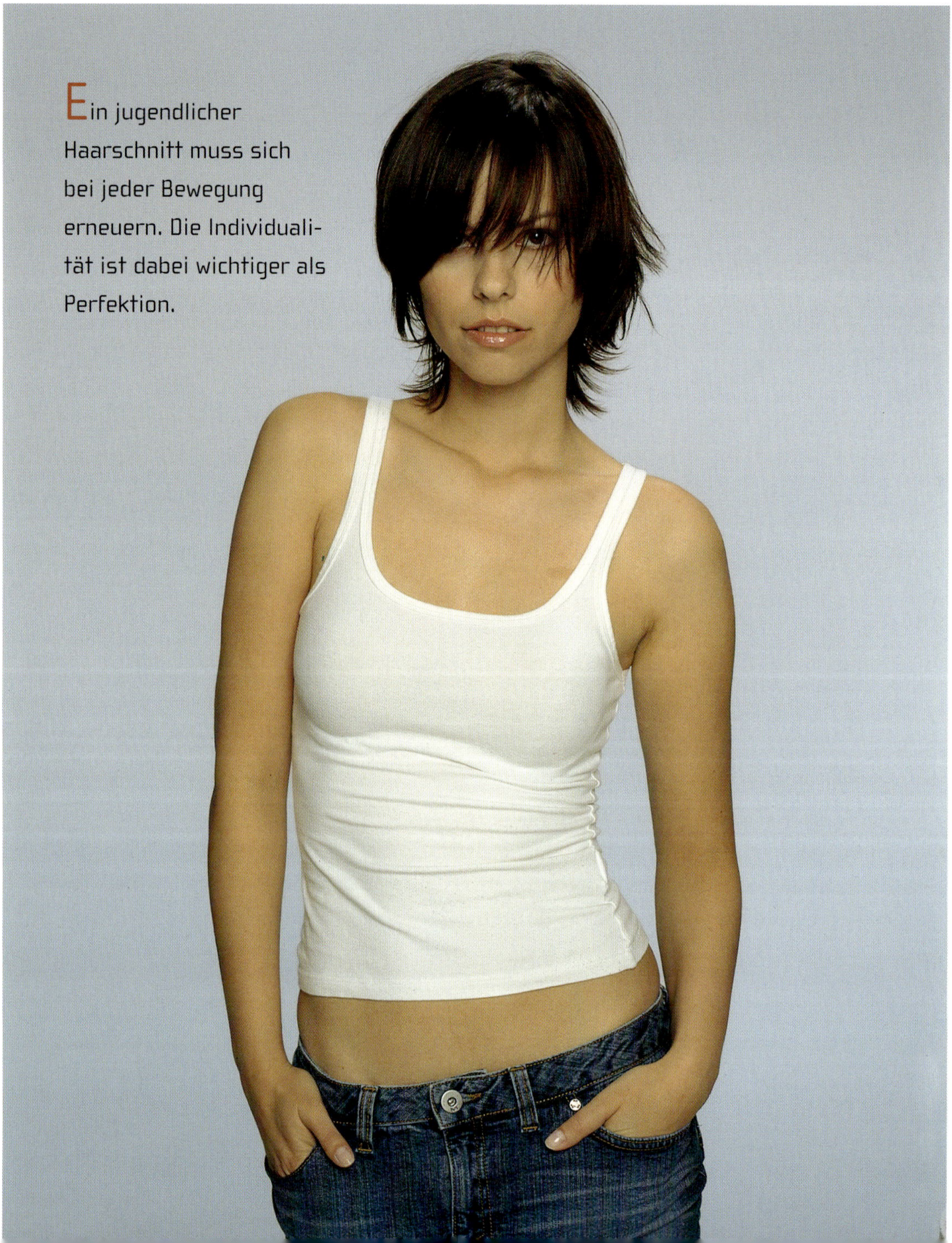

Ein jugendlicher Haarschnitt muss sich bei jeder Bewegung erneuern. Die Individualität ist dabei wichtiger als Perfektion.

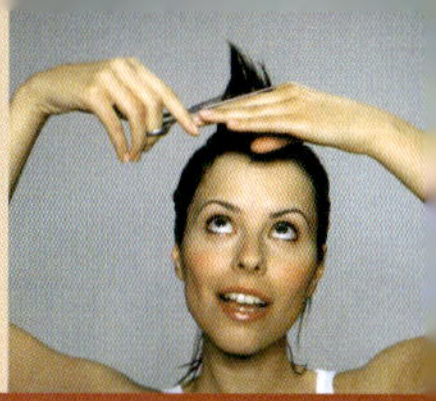

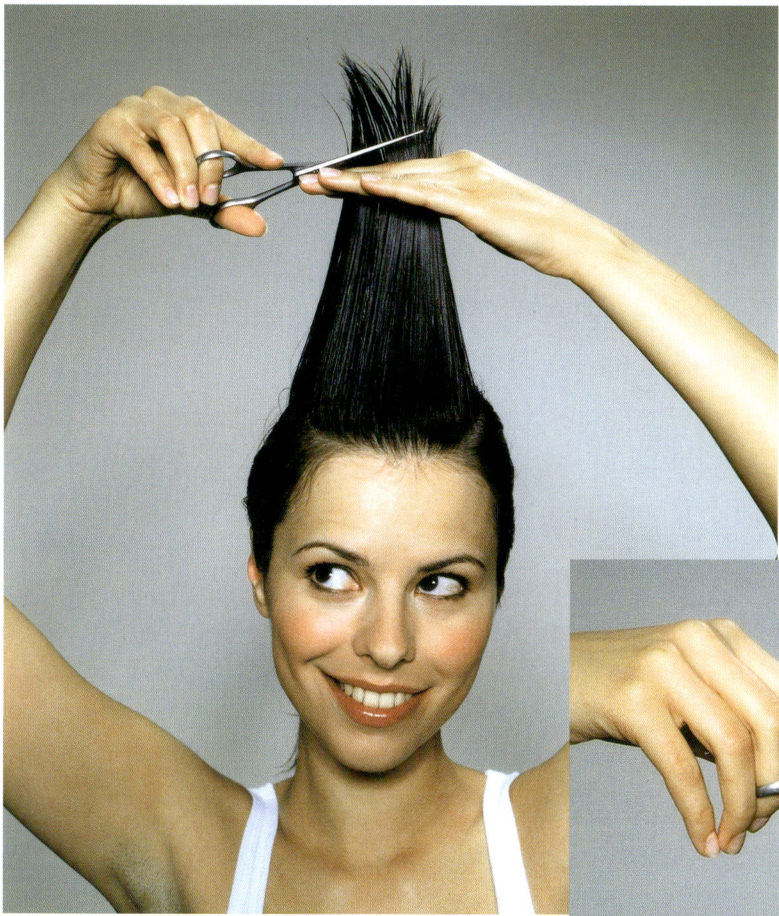

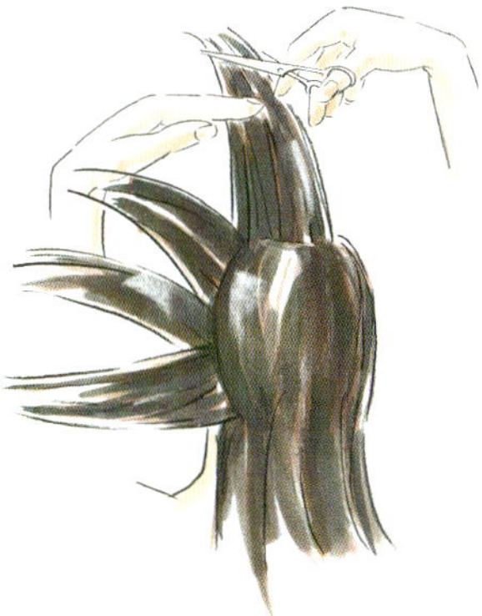

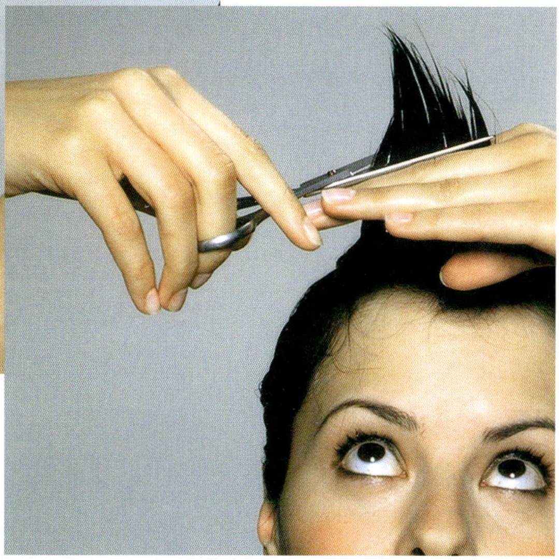

Wenn Ihr Deckhaar zu lang und die Seitenpartien dadurch zu unförmig geworden sind, dann sollten Sie Ihren Schnitt wie folgt korrigieren: Fassen Sie die nassen oder feuchten Haare am Oberkopf zusammen und nehmen Sie die gewünschte Schnittlängenkorrektur vor.

Eine Rundum-Stufung wird dabei fast automatisch erreicht. Die Ponyhaare werden auf dieselbe Art gekürzt und dabei ebenfalls leicht gestuft. Im Anschluss werden die Seitenpartien den bereits geschnittenen Deckhaaren angeglichen (siehe Illustration).

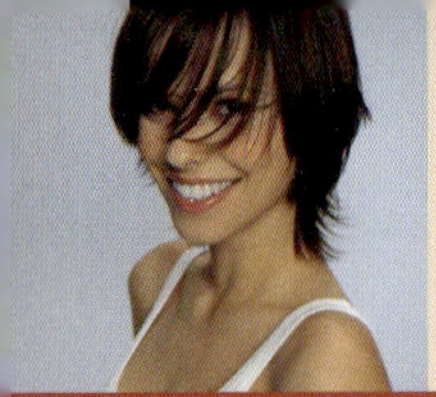

Sonnen-Glanzreflexe

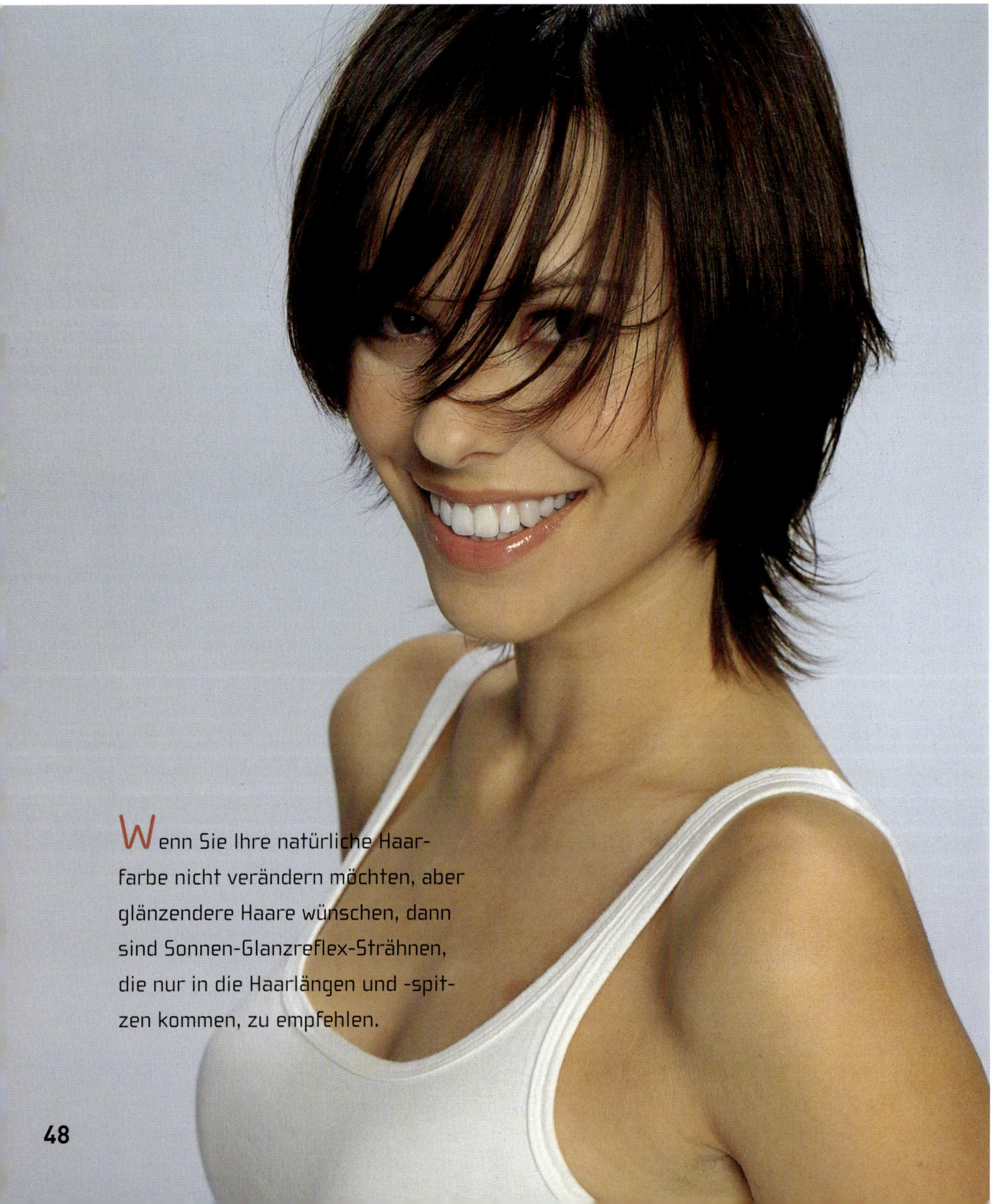

Wenn Sie Ihre natürliche Haarfarbe nicht verändern möchten, aber glänzendere Haare wünschen, dann sind Sonnen-Glanzreflex-Strähnen, die nur in die Haarlängen und -spitzen kommen, zu empfehlen.

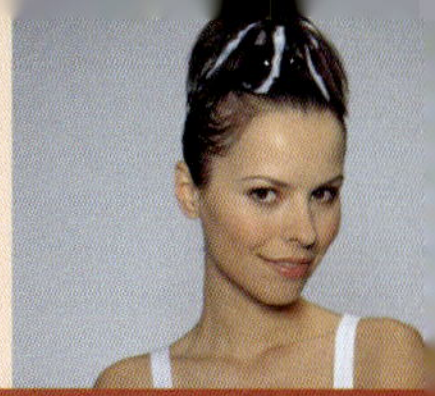

SONNEN-GLANZREFLEXE können wie folgt angelegt werden: Binden Sie die Haare mit einem Gummiring am Oberkopf zusammen und bestreichen Sie die Längen und Spitzen einiger weniger Haarsträhnen mit Farbe, z.B. bei hellbraunem Haar mit der Farbe Hellbraun-Gold, bei dunkelblondem Haar mit Dunkelblond-Gold, bei mittelblondem Haar mit Mittelblond-Gold, bei hellblondem Haar mit Hellblond-Gold. Werden etwas intensivere Glanzreflexe gewünscht, so wird die jeweilige Goldnuance einen Ton heller gewählt.

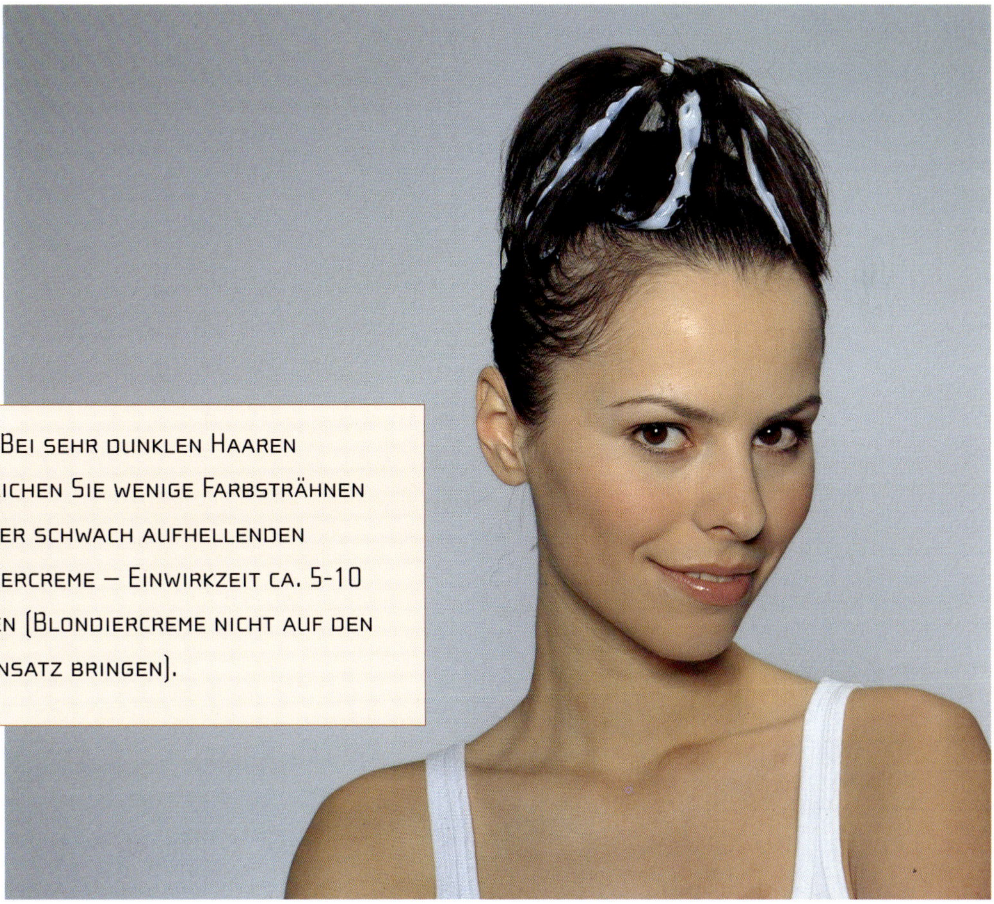

Tipp Bei sehr dunklen Haaren bestreichen Sie wenige Farbsträhnen mit einer schwach aufhellenden Blondiercreme – Einwirkzeit ca. 5-10 Minuten (Blondiercreme nicht auf den Haaransatz bringen).

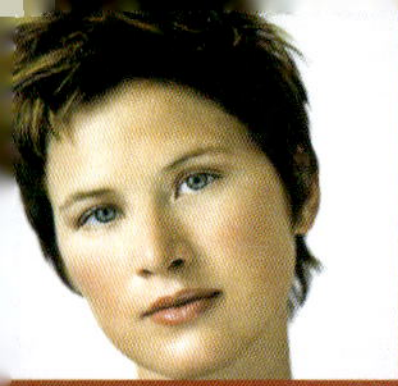

Ein einfacher Kurzhaarschnitt

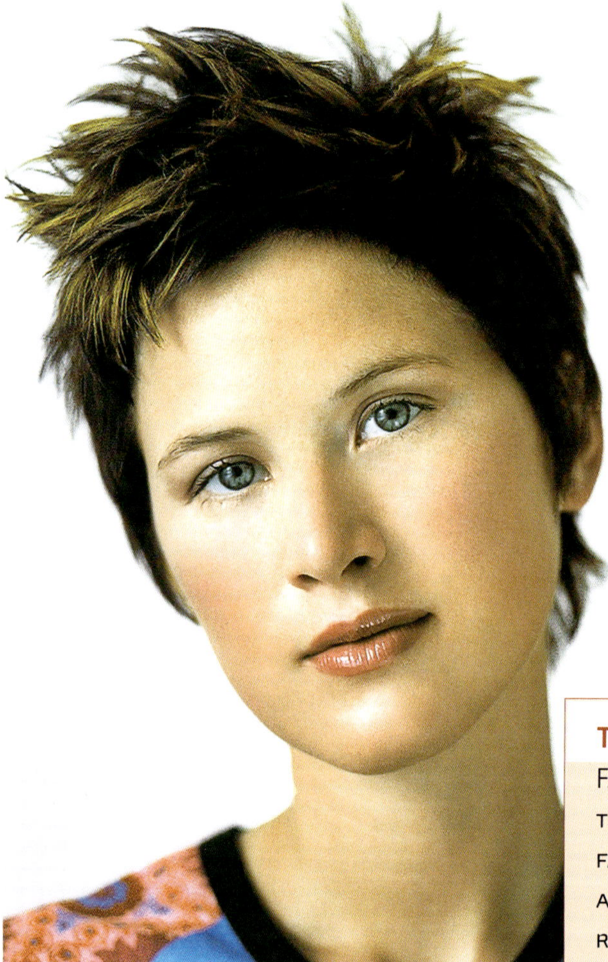

Tipp Wenn Sie möglichst natürliche Farbsträhnen bevorzugen, dann sollten Sie möglichst nahe an der Haarfarbe Ihrer Kindheit bleiben. Wenn Sie als Kind einen goldenen oder einen rötlichen Ton im Haar hatten, wird sich auch in späteren Jahren nichts daran ändern.

Aufgehellte Haarspitzen und naturbelassene Haaransätze gehören dazu. Eine leicht aufhellende Haarfarbe, z.B. Hellblond-Gold, wird mit einem Kamm in die Haarlängen gekämmt oder mit den Fingern eingeknetet.

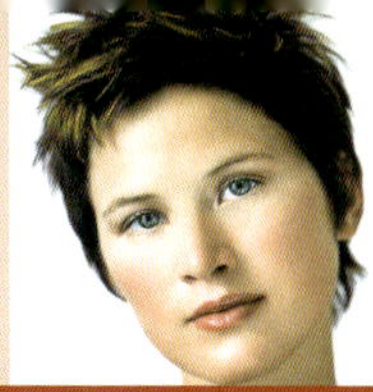

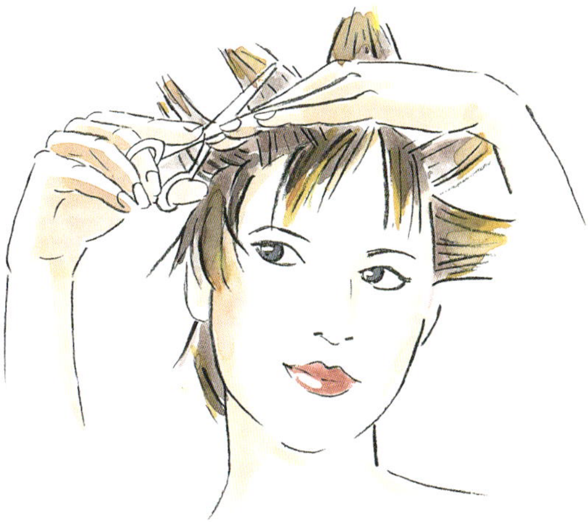

Dieser Haarschnitt und die folgenden Kurzhaarschnitte sind in der Anlageform identisch. Die Haarlängen können dabei individuell variieren.

SO WIRD'S GEMACHT

Bei dieser Haarlängen-Korrektur werden die Seitenpartien senkrecht vom Kopf weggezogen und über den Oberkopf verlaufend stufig geschnitten. Wenn Sie bei sich selbst eine Schnittkorrektur vornehmen, dann gilt diese Hand- und Scherenführung (oben).

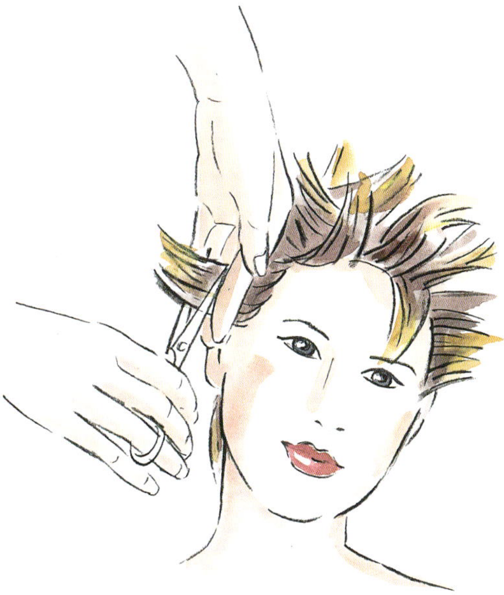

Wenn Sie Ihre Schneidekünste bei jemand anderem ausleben, dann gilt die nebenstehende Innenhand-Scherenführung (unten). Kleinere Korrekturschnitte können leicht selbst vorgenommen werden. Rundumschnitte hingegen, speziell bei den Nacken- und Hinterkopfpartien, erfordern fremde Hilfe.

Tipp Das Haar sollte während des Schneidens gut feucht gehalten werden. Bei dünnerem, feinem Haar empfiehlt sich eher ein Trockenschnitt.

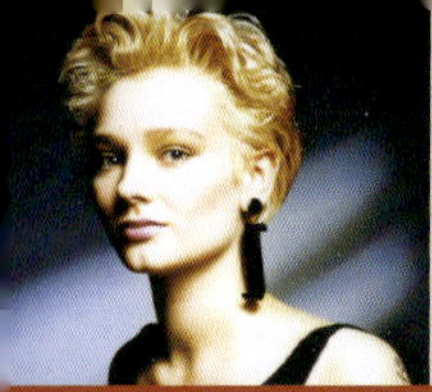

Schnitt- und Stylingmöglichkeiten nutzen

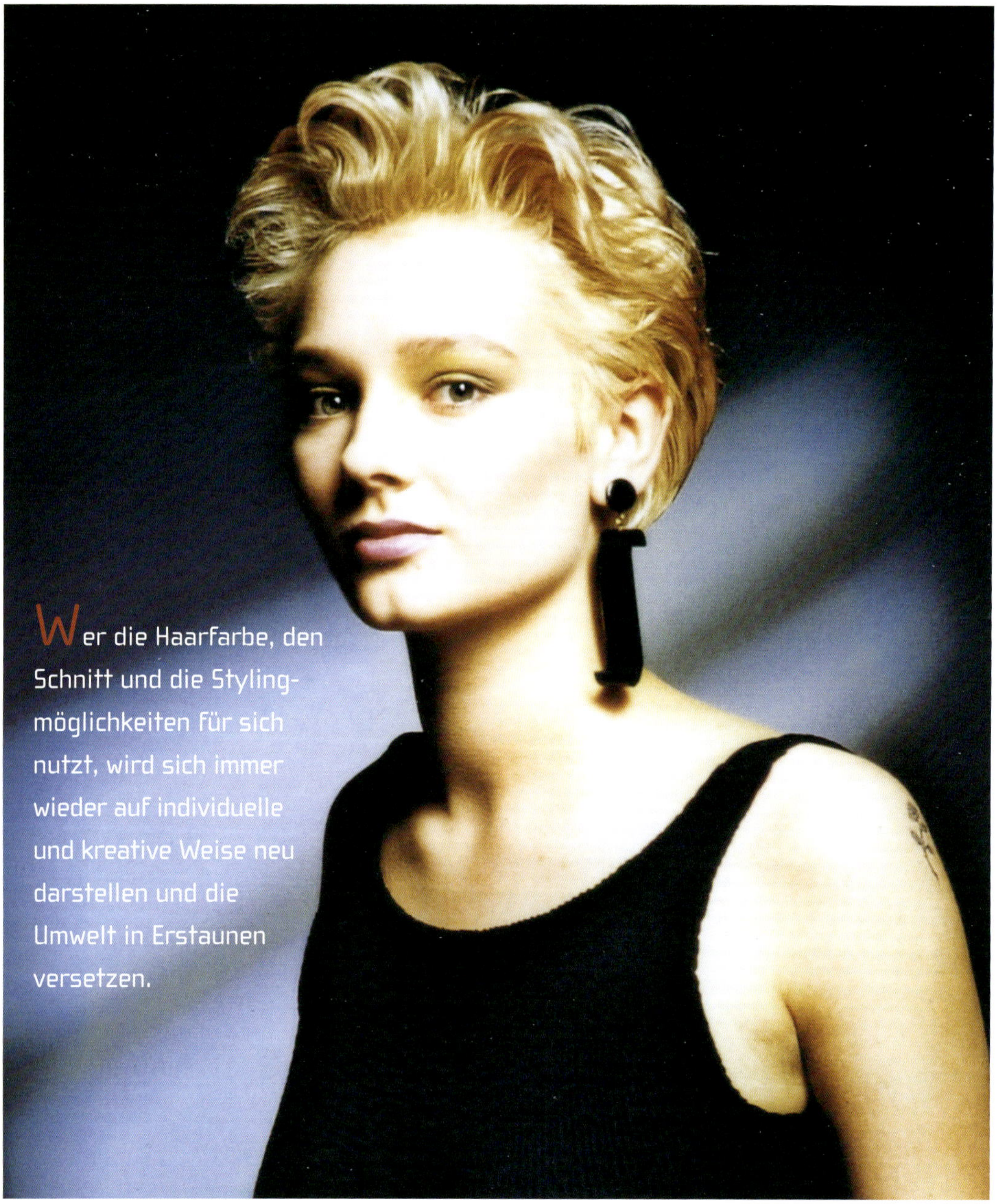

Wer die Haarfarbe, den Schnitt und die Stylingmöglichkeiten für sich nutzt, wird sich immer wieder auf individuelle und kreative Weise neu darstellen und die Umwelt in Erstaunen versetzen.

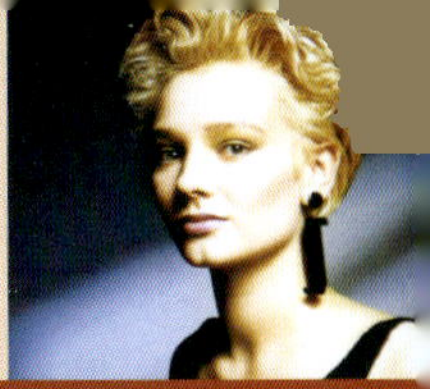

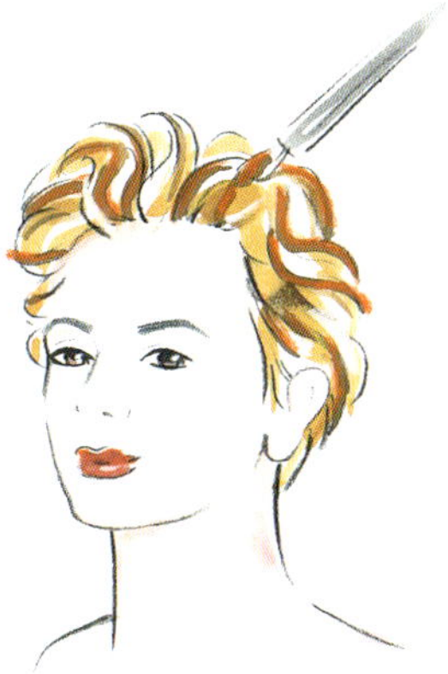

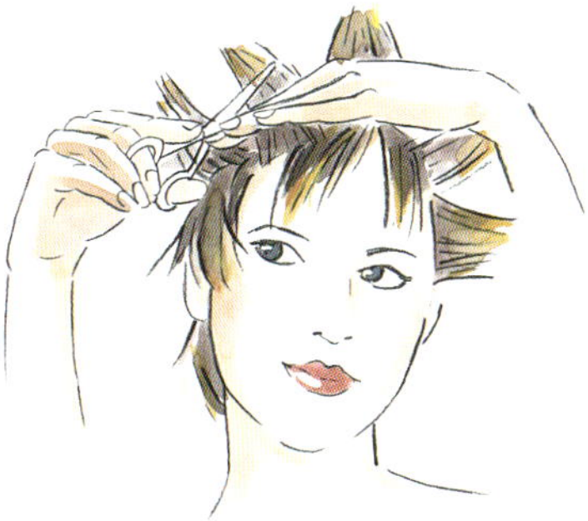

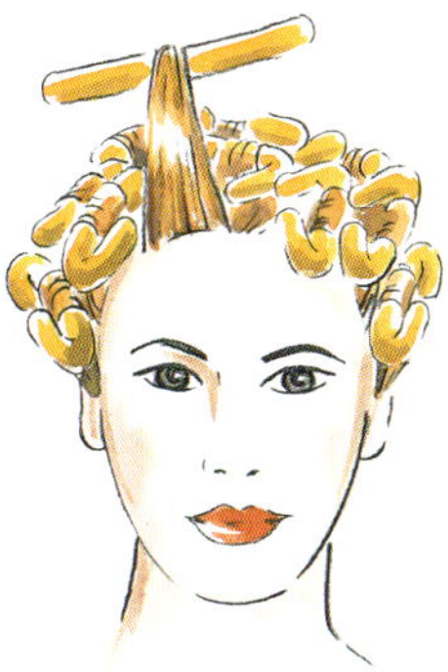

Auf den Grundton Lichtblond wurden kupfergoldene Strähnen in die Haare gezeichnet. Das Haar erhält dadurch deutlich mehr Ausdruck.

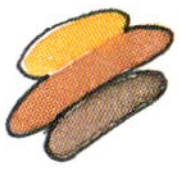

Bei dieser Kurzhaarfrisur wird dieselbe Schnitt-Technik angewendet wie beim vorhergehenden Kurzhaarschnitt (siehe S. 51).

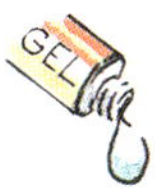

Tipp Mit Flex-Wickler, die ins handtuchtrockene Haar kommen, kann glattes Haar alternativ gestylt werden. Formen Sie die Haare, nachdem Sie die Wickel entnommen haben, mit den Fingern und etwas Haargel.

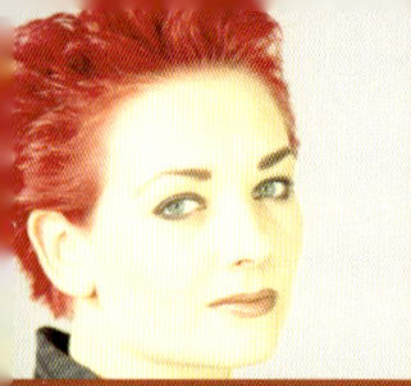

Rot ist nicht gleich Rot

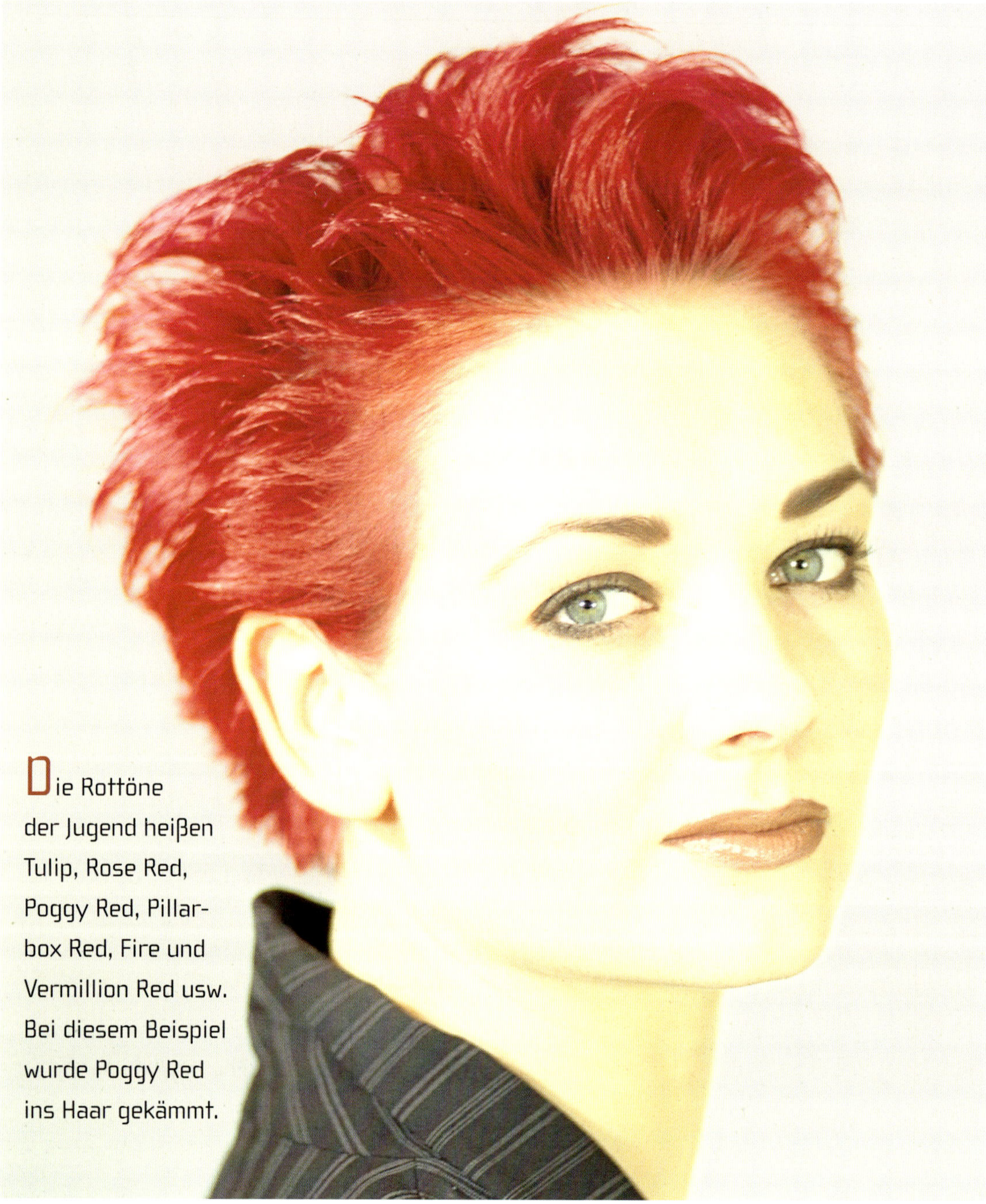

Die Rottöne der Jugend heißen Tulip, Rose Red, Poggy Red, Pillarbox Red, Fire und Vermillion Red usw. Bei diesem Beispiel wurde Poggy Red ins Haar gekämmt.

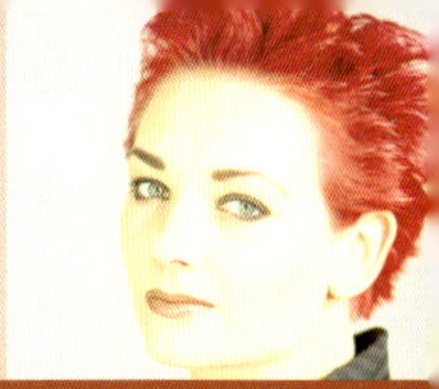

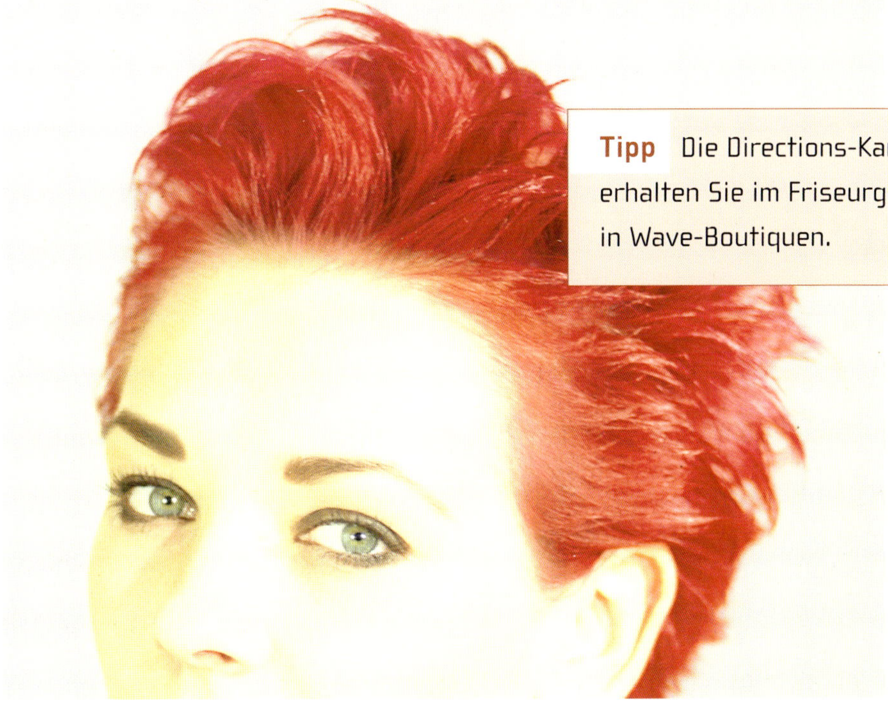

Tipp Die Directions-Kammtönung erhalten Sie im Friseurgroßhandel oder in Wave-Boutiquen.

DIRECTIONS-KAMMTÖNUNG

Diese Tönung sorgt in folgender 2-Stufen-Behandlung auf natürlich hellem oder aufgehelltem, blondiertem Haar für beste Ergebnisse.

1. Die Grundtönung in gewaschenes, trockenes Haar sparsam einkämmen, sofort ausspülen und handtuchtrocknen.

2. Die Endtönung einkämmen, sofort warm föhnen, Fehlstellen nacharbeiten, trocken föhnen, kalt föhnen, kühl auswaschen.

Bei Entfernung der Haarfarbe wird das Haar 5 Minuten anblondiert. Nach dem Shampoonieren wird die gewünschte Farbe aufgetragen. (Packungsbeilage beachten!)

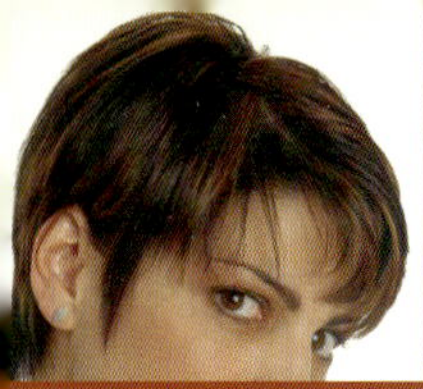

Aufregende Ideen selbst verwirklichen

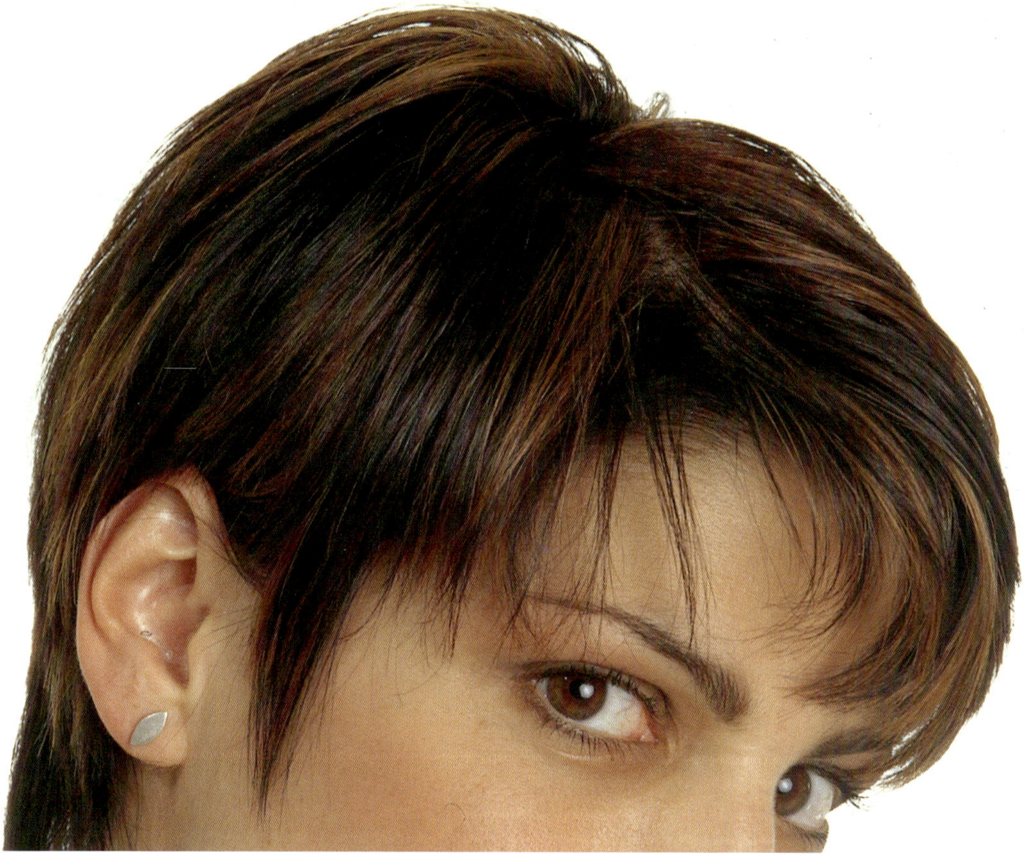

Bei diesem Schnitt wird die vorhergegangene Kurzhaarschnitt-Technik angewendet (siehe S. 51), wobei das Deckhaar etwas länger bleibt. Anschließend werden dünne Haarpartien im Konturenbereich durch die leicht geöffnete Schere gezogen und so gefranst. Lassen Sie sich dabei von jemandem helfen.

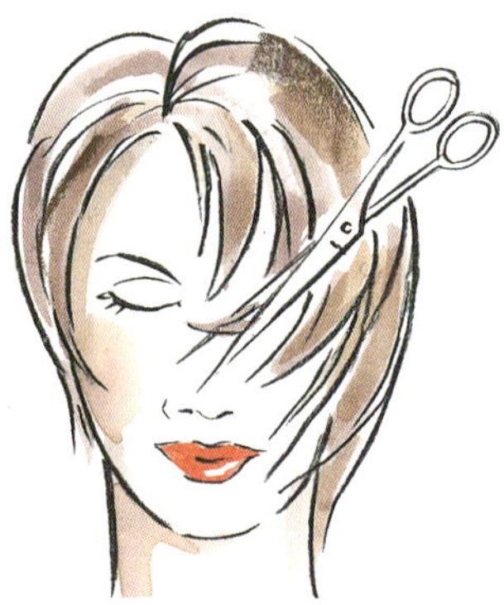

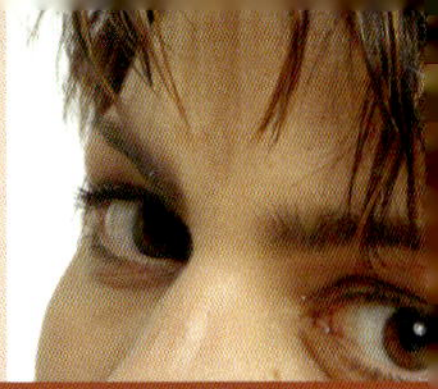

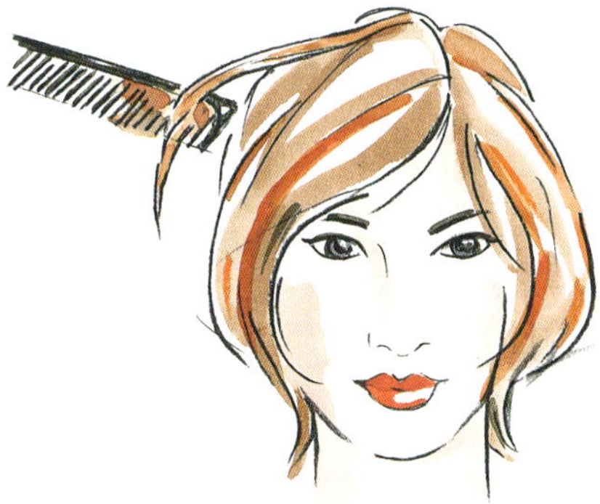

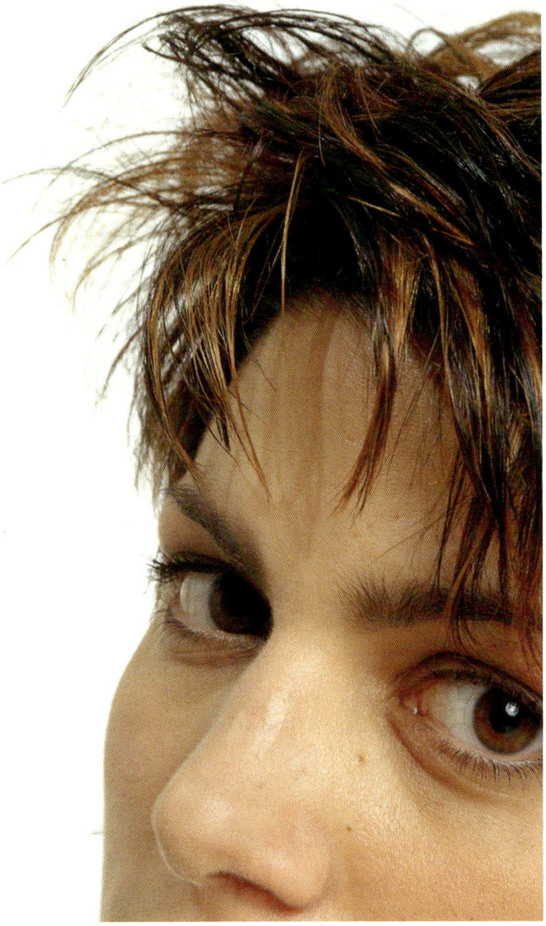

Wenn Sie zum ersten Mal Farbe benutzen, sind Kammsträhnen der ideale Einstieg. Kammsträhnen sind sehr einfach anzulegen und werden nicht zuletzt aus diesem Grund immer beliebter.

KAMMSTRÄHNEN LEICHT GEMACHT

Wenig Farbe oder Blondiercreme auf den Kamm geben und partie- oder strähnenweise ins Haar kämmen.

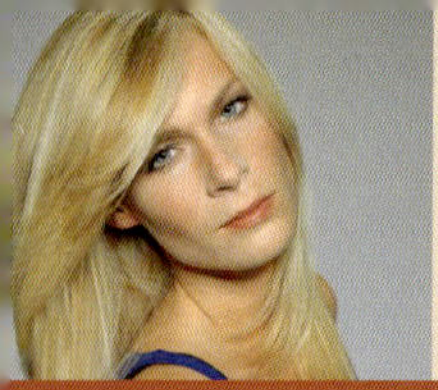

Farbsträhnen sind für jedes Haar ein Muss

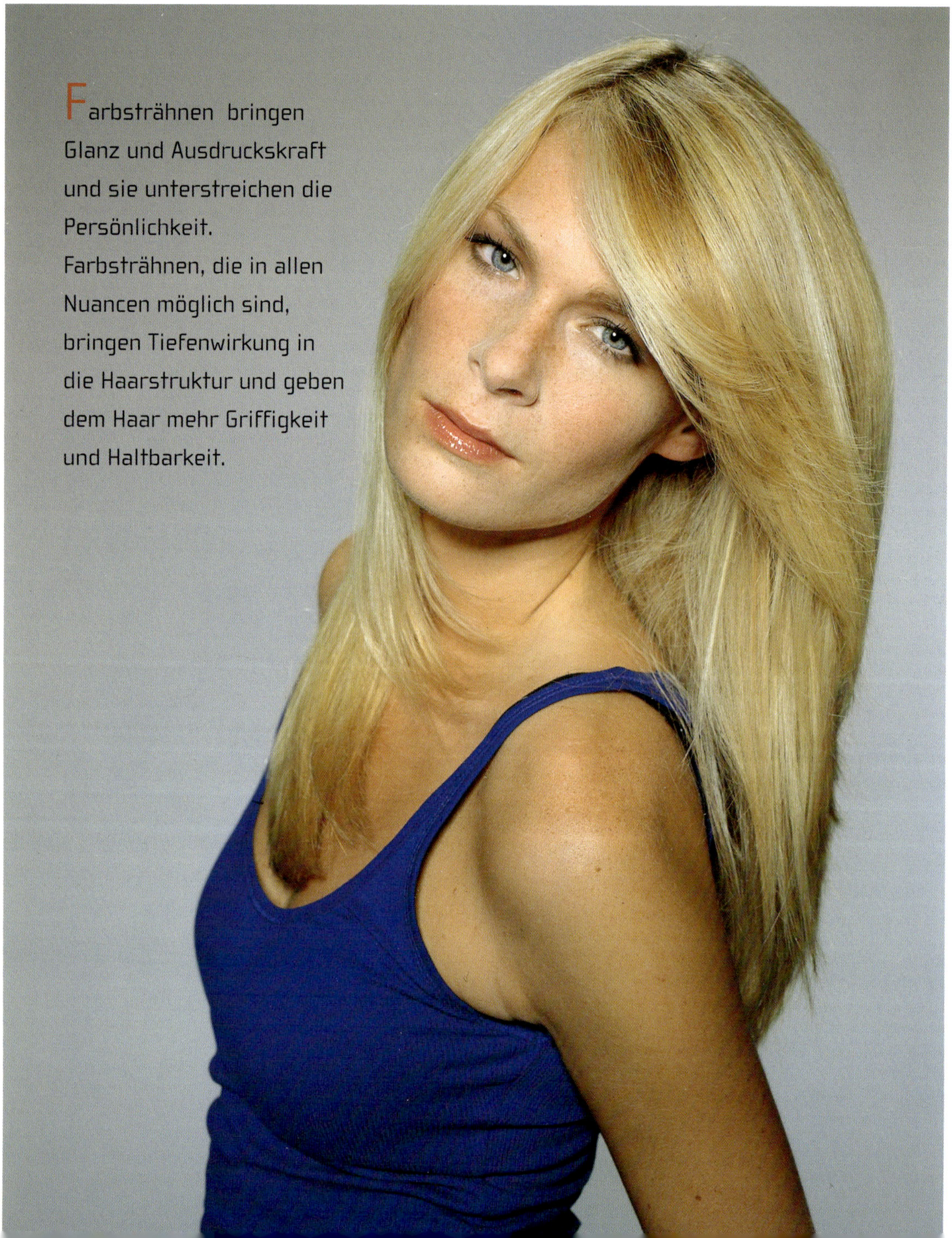

Farbsträhnen bringen Glanz und Ausdruckskraft und sie unterstreichen die Persönlichkeit. Farbsträhnen, die in allen Nuancen möglich sind, bringen Tiefenwirkung in die Haarstruktur und geben dem Haar mehr Griffigkeit und Haltbarkeit.

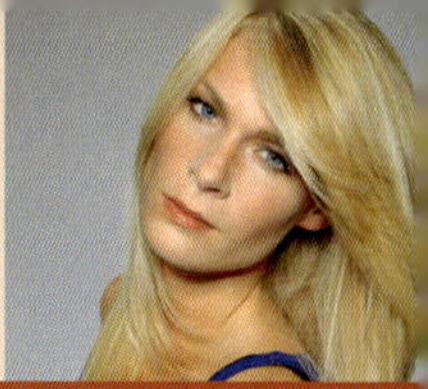

LANGHAAR-FARBSTRÄHNEN IN WATTE GEBETTET

1. Bestreichen Sie eine etwas dickere Haarsträhne vom Haaransatz bis zur Spitze mit Farbe.
2. Legen Sie die Haarsträhne in ein vorbereitetes Wattebett.
3. Nach der vorgegebenen Einwirkzeit wird der Wattestreifen entfernt und die Farbe abgewaschen.

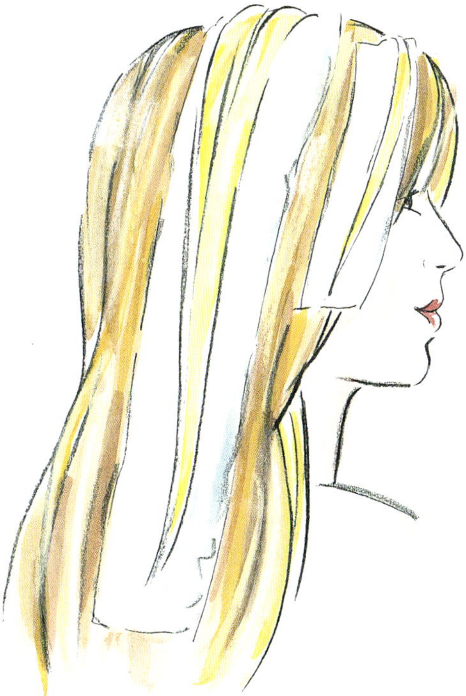

Tipp Je kürzer die Haare sind, umso mehr können die Strähnen zum Nacken verlaufen. Bei längerem Deckhaar genügt es, wenn die Oberkopfhaare gesträhnt werden. Sonst können Farbüberlappungen im Bereich des Nackenhaares entstehen.

Tipp Achten Sie bei den Produktangeboten, insbesondere bei aufhellenden Farben, auf die Angabe, um wie viel Nuancen Sie aufhellen.

Hinweis Bereits gefärbte Haare können grundsätzlich nur mit einer Blondierung aufgehellt werden.

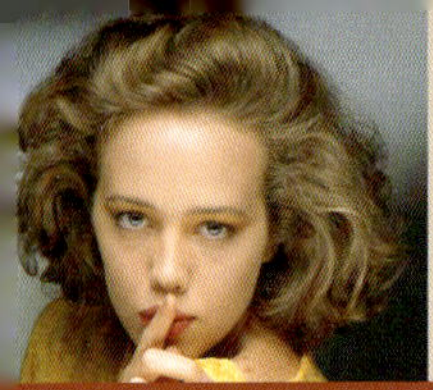

Haarvolumen

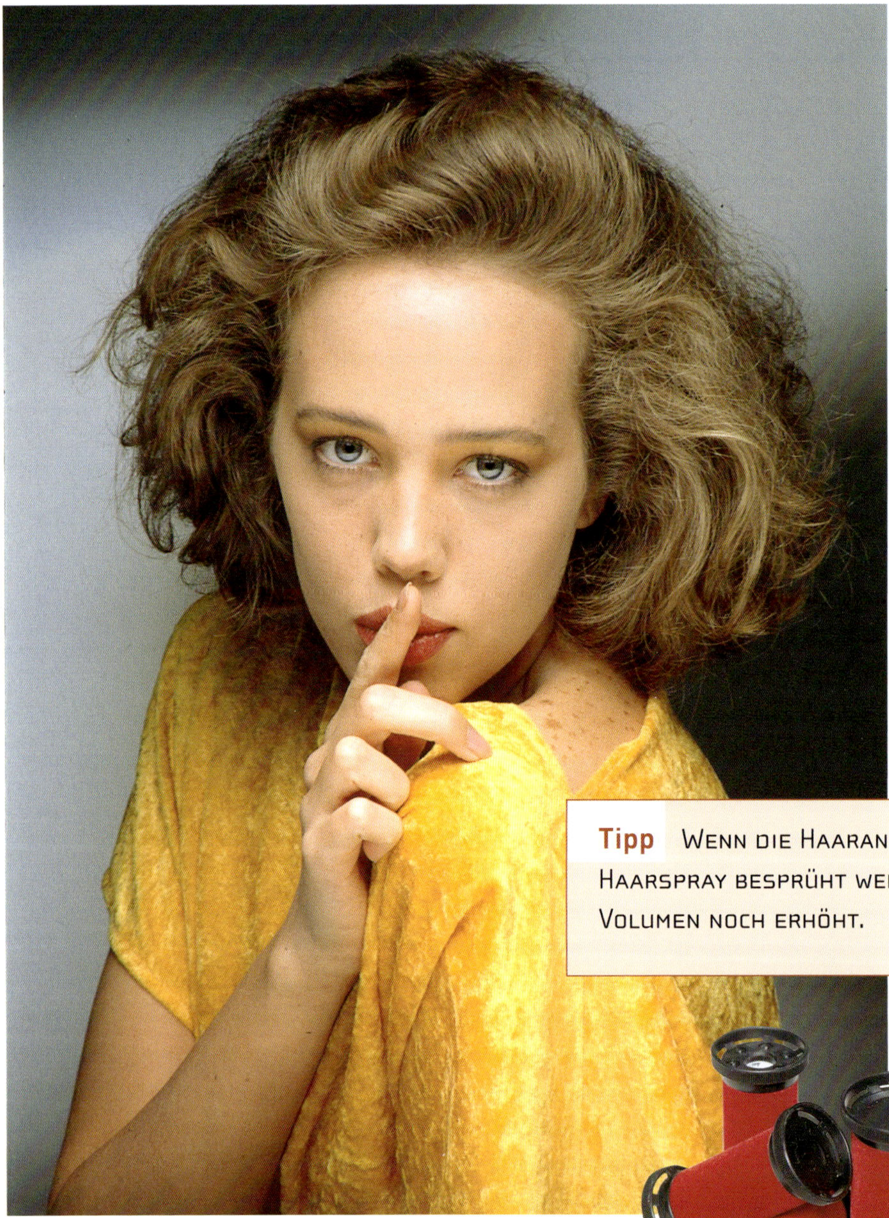

Tipp Wenn die Haaransätze mit Haarspray besprüht werden, wird das Volumen noch erhöht.

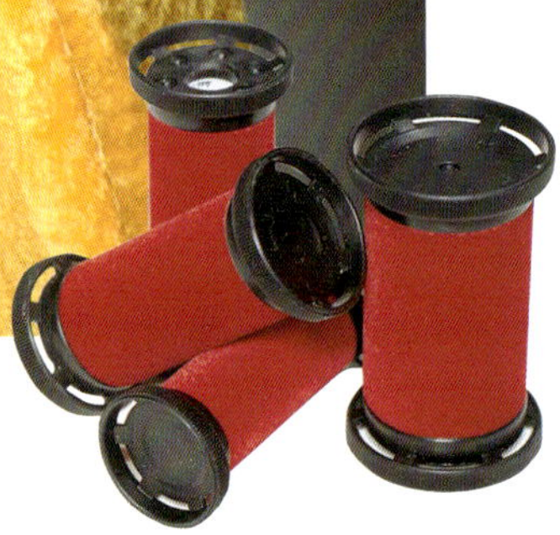

Wenige Heißwickel, ins trockene Haar gedreht, bringen schnelles Volumen.

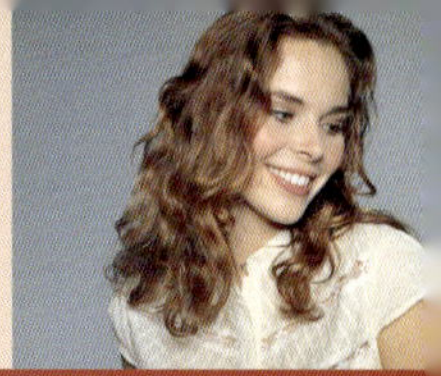

Naturlocken sorgfältig behandeln

Naturlocken sind in der Regel nur dann wirklich schön und füllig, wenn sie sorgfältig behandelt werden.

Tipp So wird glattes Haar vorübergehend gelockt: Trockene Haare mit Heisswickler eindrehen, diese nach dem Abkühlen entfernen und die Haare mit den Fingern formen. Im Urlaub tun es auch zusammengerollte Stoffstreifen oder Toilettenpapierstreifen, die wie Wickler von den Spitzen zum Haaransatz eingedreht, zum Halt verknotet und nach ca. 5 bis 10 Minuten entfernt werden. Bei glattem, vorübergehend gelocktem Haar werden die Haarspitzen mit Gel geformt.

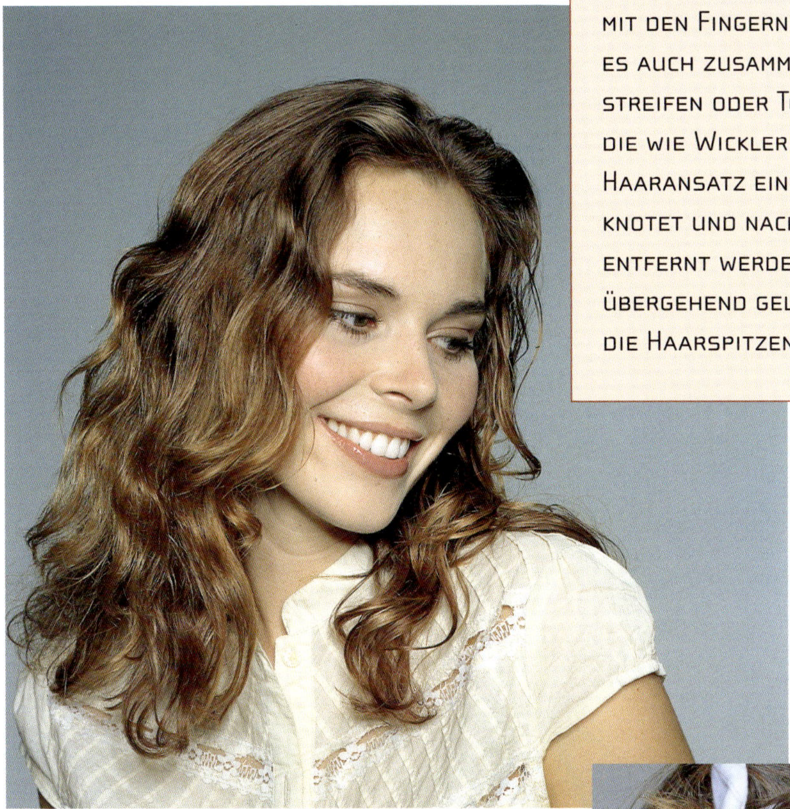

Tipp Geben Sie bei Naturlocken mit den Fingern etwas Haarwachs in die Haarspitzen und formen Sie dabei die Locke. Wachs gibt Glanz, Stabilität und pflegt die Haarstruktur.

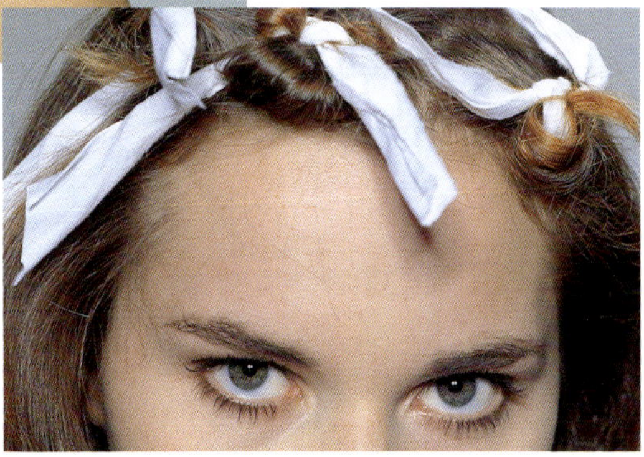

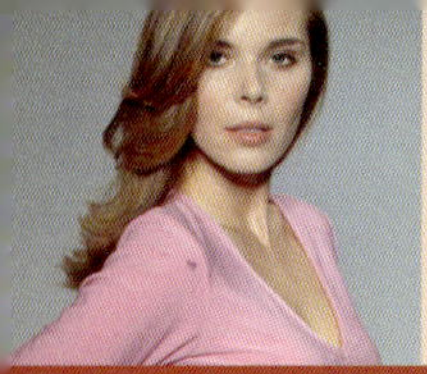

Profil und Körpergröße berücksichtigen

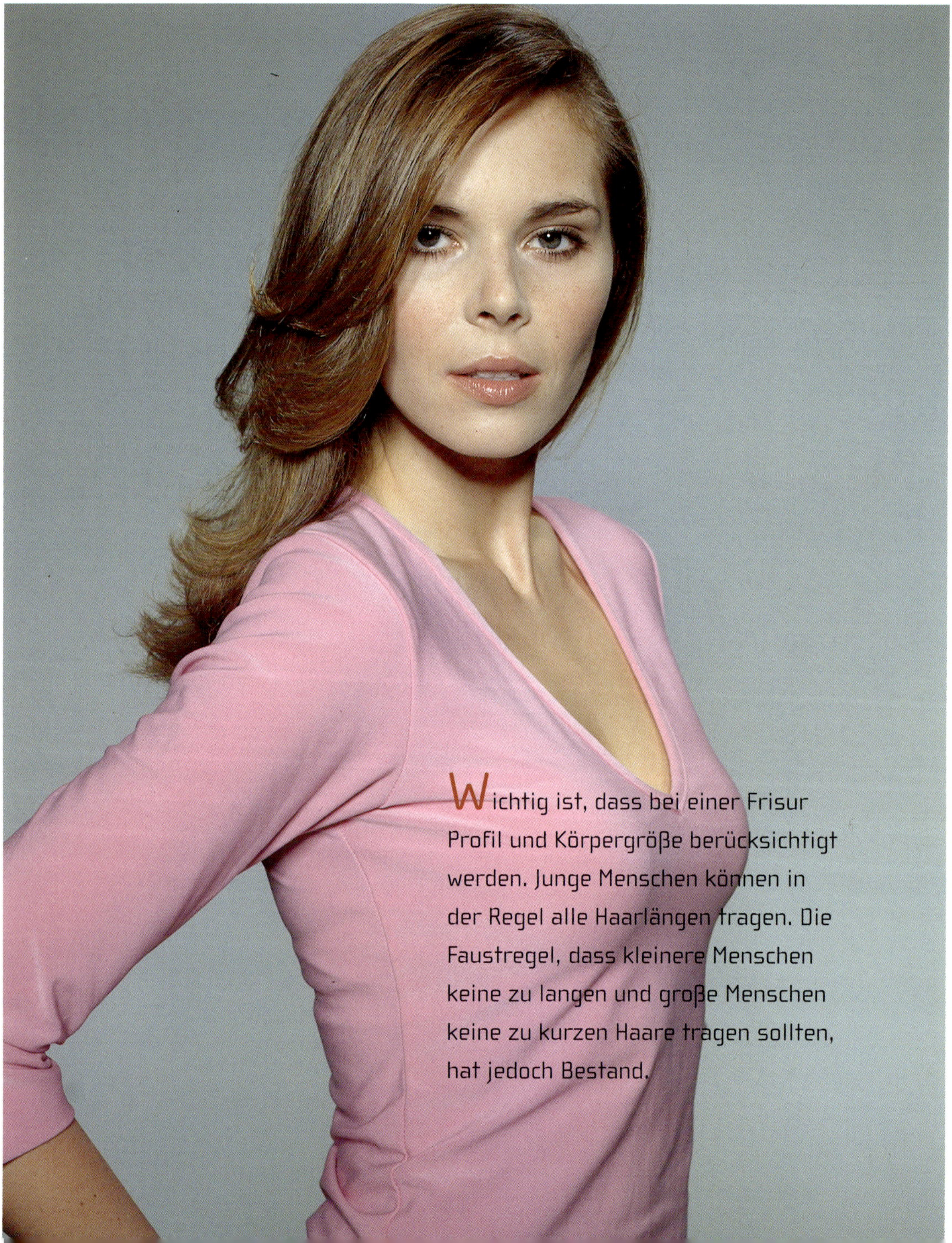

Wichtig ist, dass bei einer Frisur Profil und Körpergröße berücksichtigt werden. Junge Menschen können in der Regel alle Haarlängen tragen. Die Faustregel, dass kleinere Menschen keine zu langen und große Menschen keine zu kurzen Haare tragen sollten, hat jedoch Bestand.

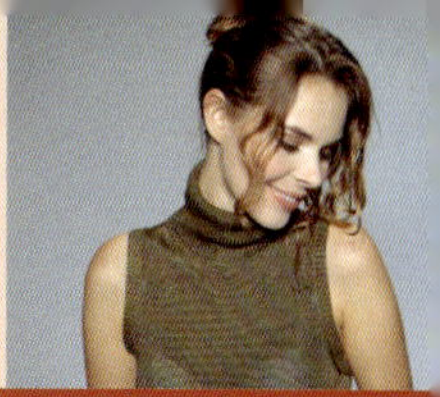

Steckfrisuren

Steckfrisuren sind von der Körpergröße unabhängig tragbar. Kleinere Personen sollten auf gebauschte „Turmfrisuren" jedoch eher verzichten als groß Gewachsene. Die Natürlichkeit ist auch bei Steckfrisuren das Maß aller Dinge.

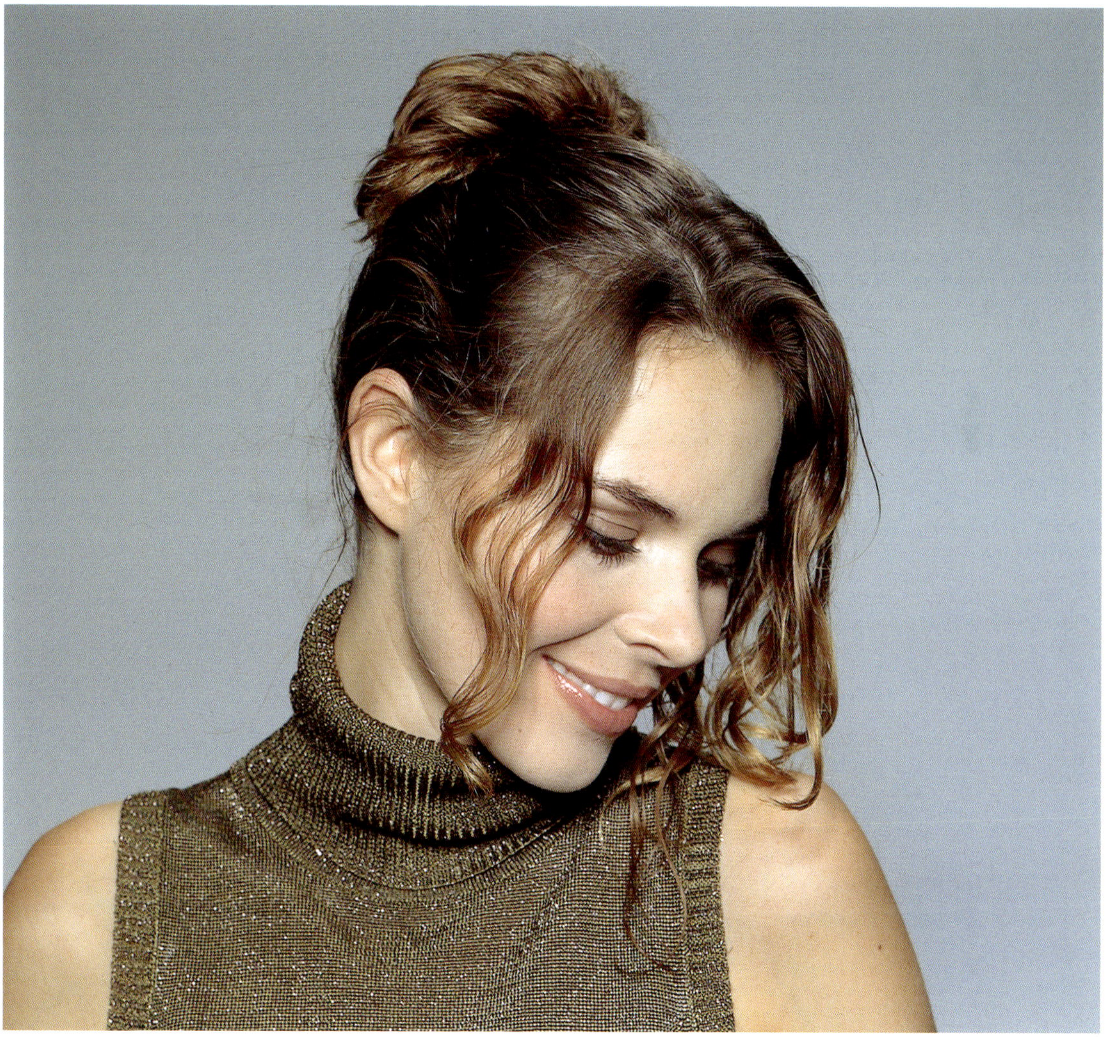

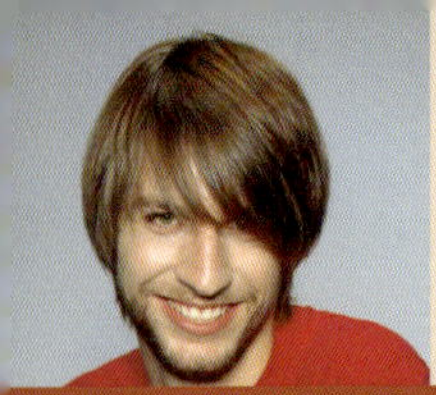

Farbsträhnen für Männer

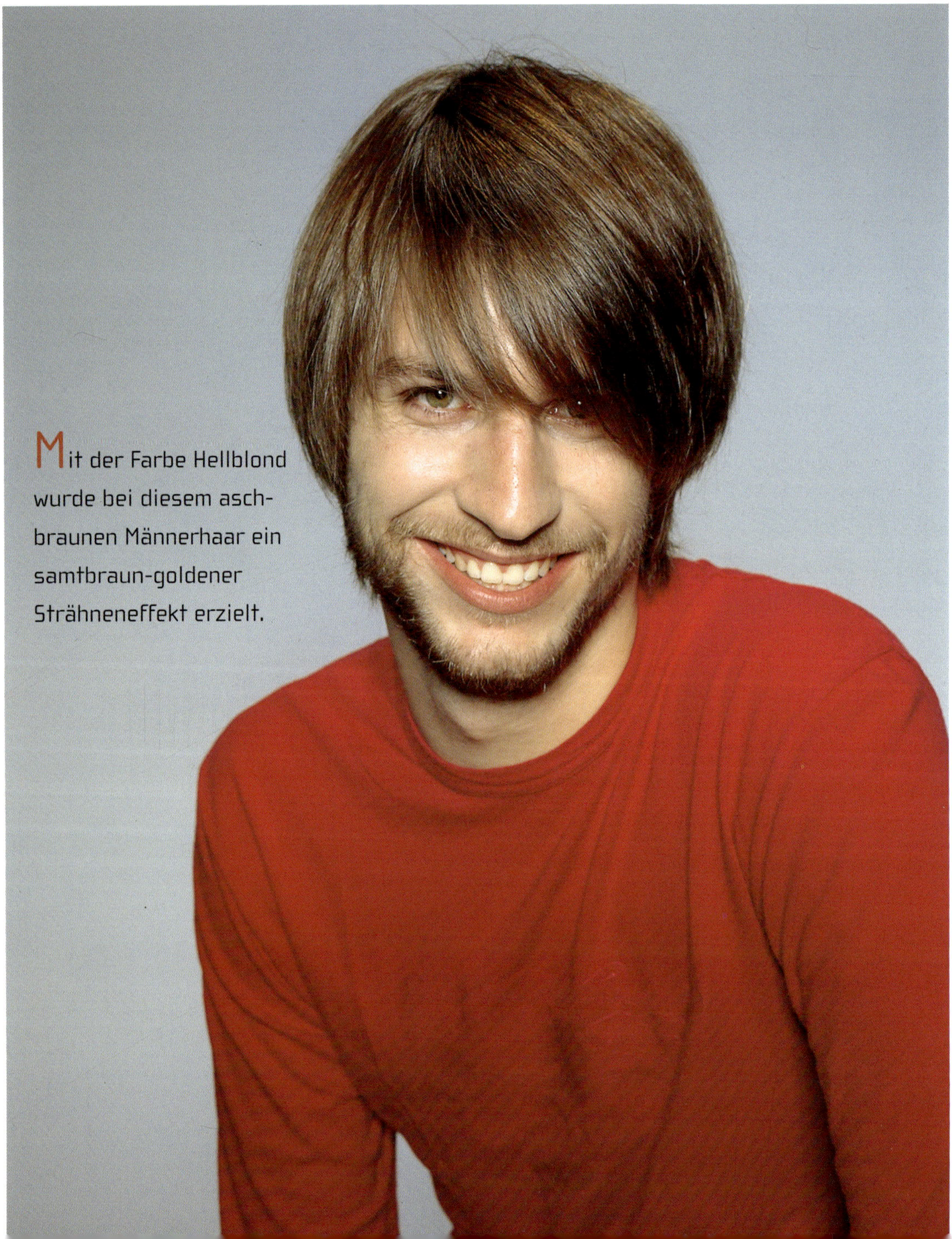

Mit der Farbe Hellblond wurde bei diesem aschbraunen Männerhaar ein samtbraun-goldener Strähneneffekt erzielt.

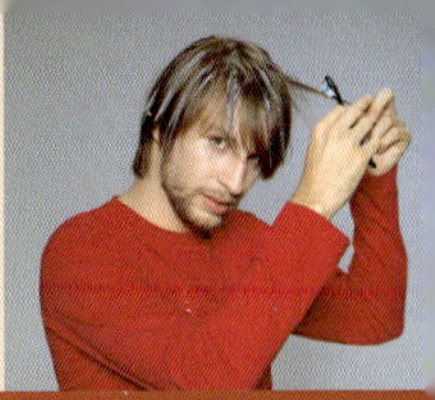

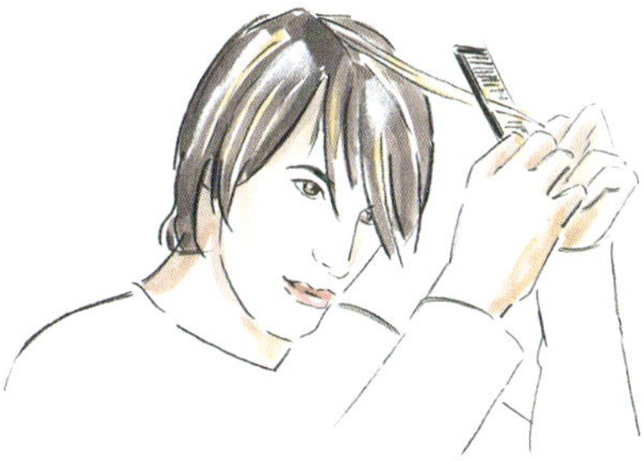

Die Farbsträhnen wurden hier mit einer Zahnbürste auf das Deckhaar aufgetragen. Bei Männern sind auch Kammsträhnen sehr beliebt. Die Farbe wird dabei mit dem Kamm in die Haarpartien gekämmt.

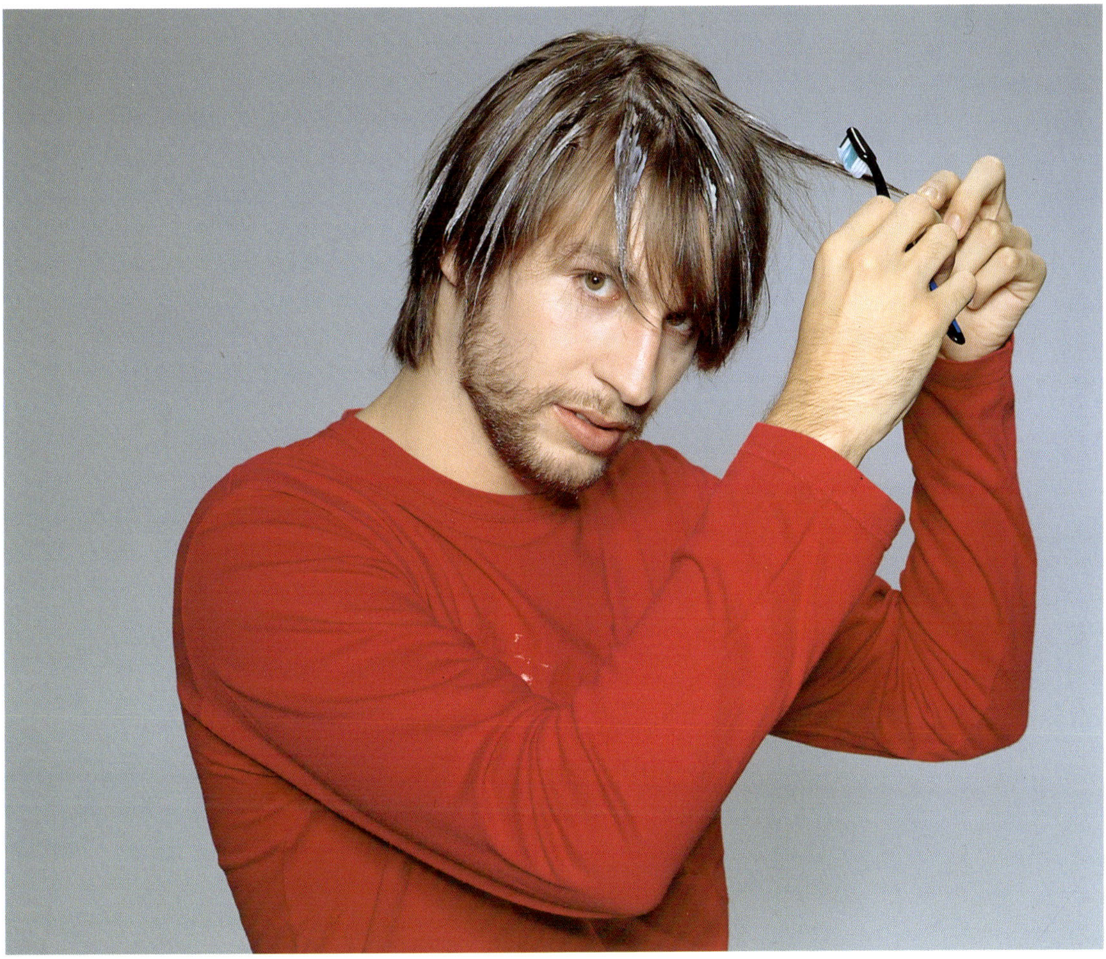

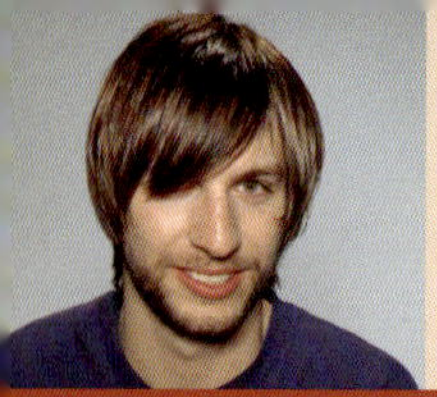

Zu lang gewordenes Deckhaar

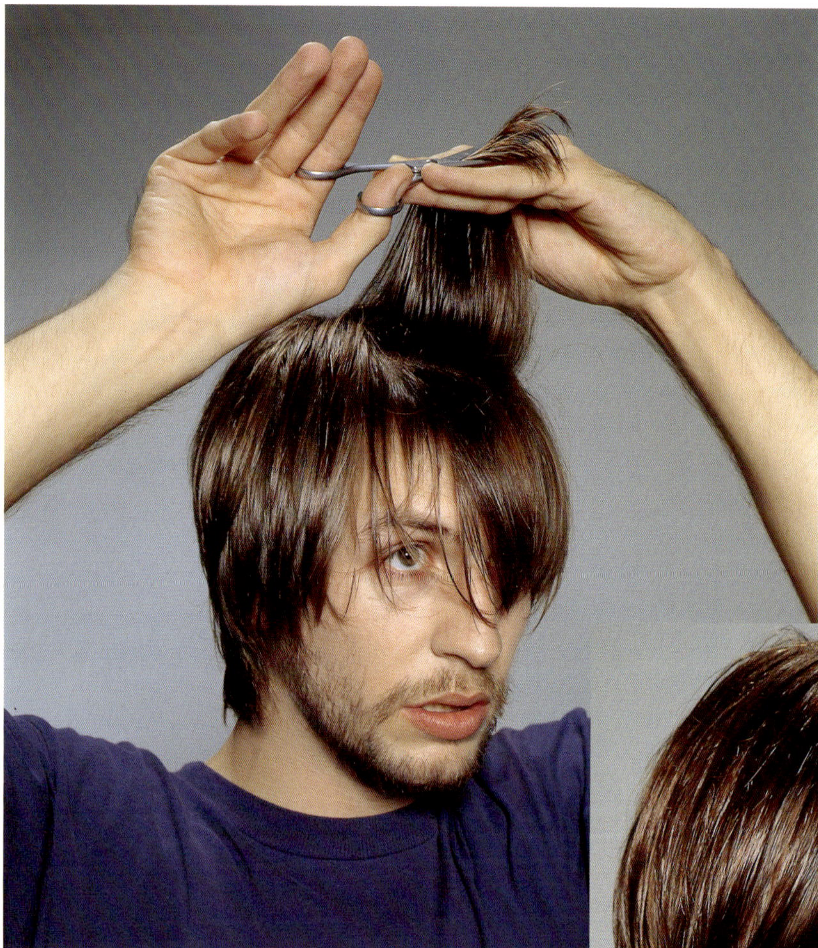

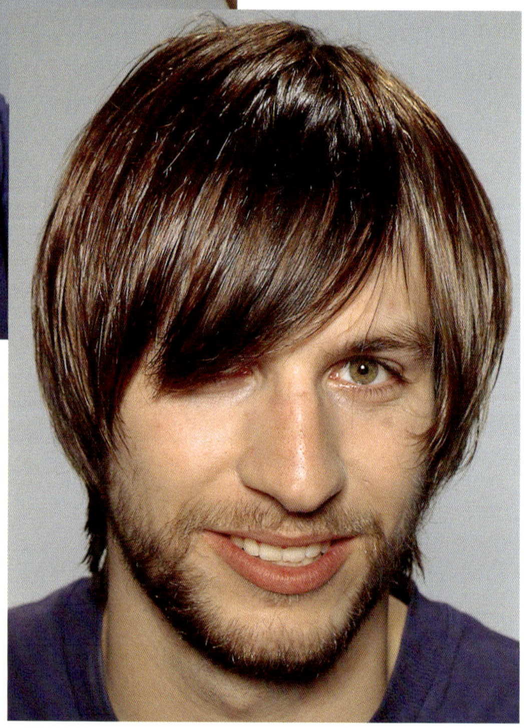

Diese zu lang gewordenen Haare wurden auf einfache Art und Weise korrigiert. Dabei werden zunächst die Deckhaare zusammengenommen und mit einem Scherenschnitt gekürzt. Im Anschluss werden die seitlichen Haare zusammengefasst, gekürzt und gleichzeitig gestuft (siehe nebenstehende Seite).

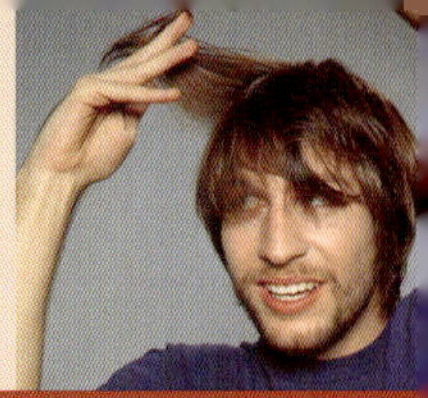

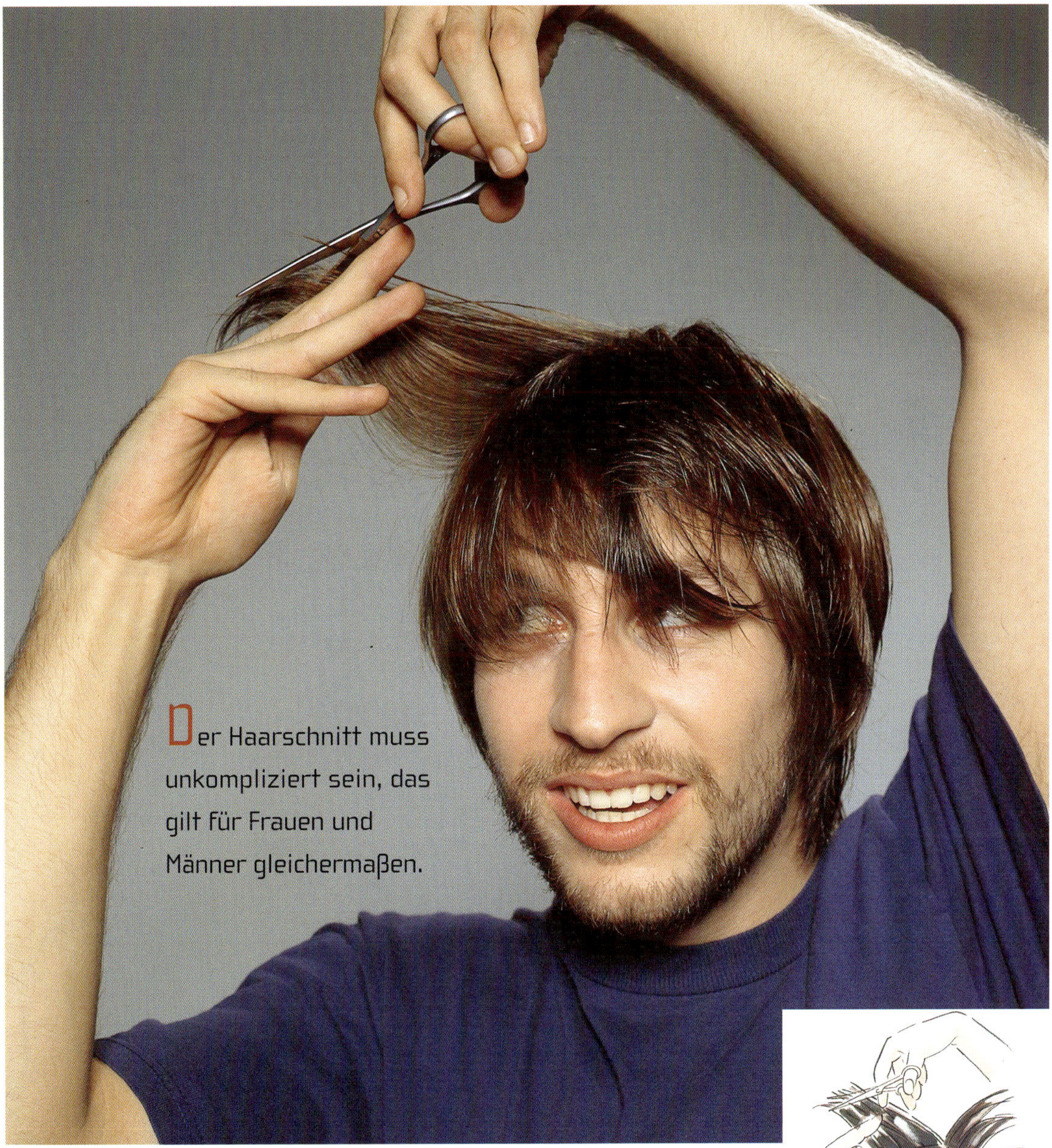

Der Haarschnitt muss unkompliziert sein, das gilt für Frauen und Männer gleichermaßen.

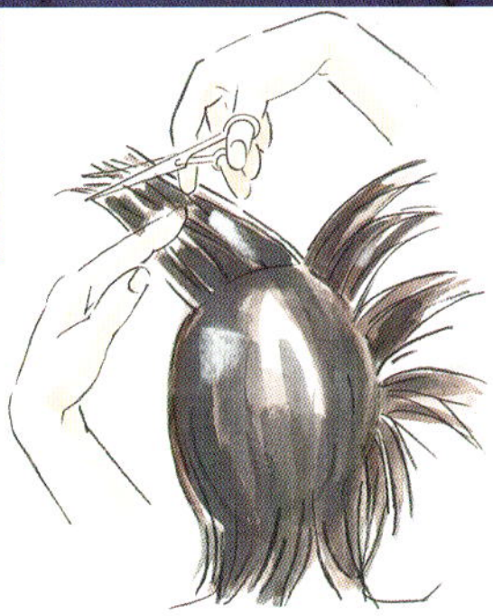

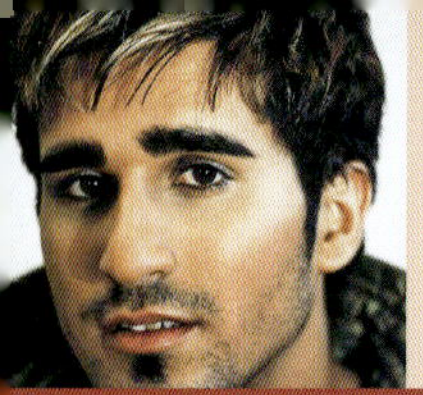

Dunkles schwarzes Haar

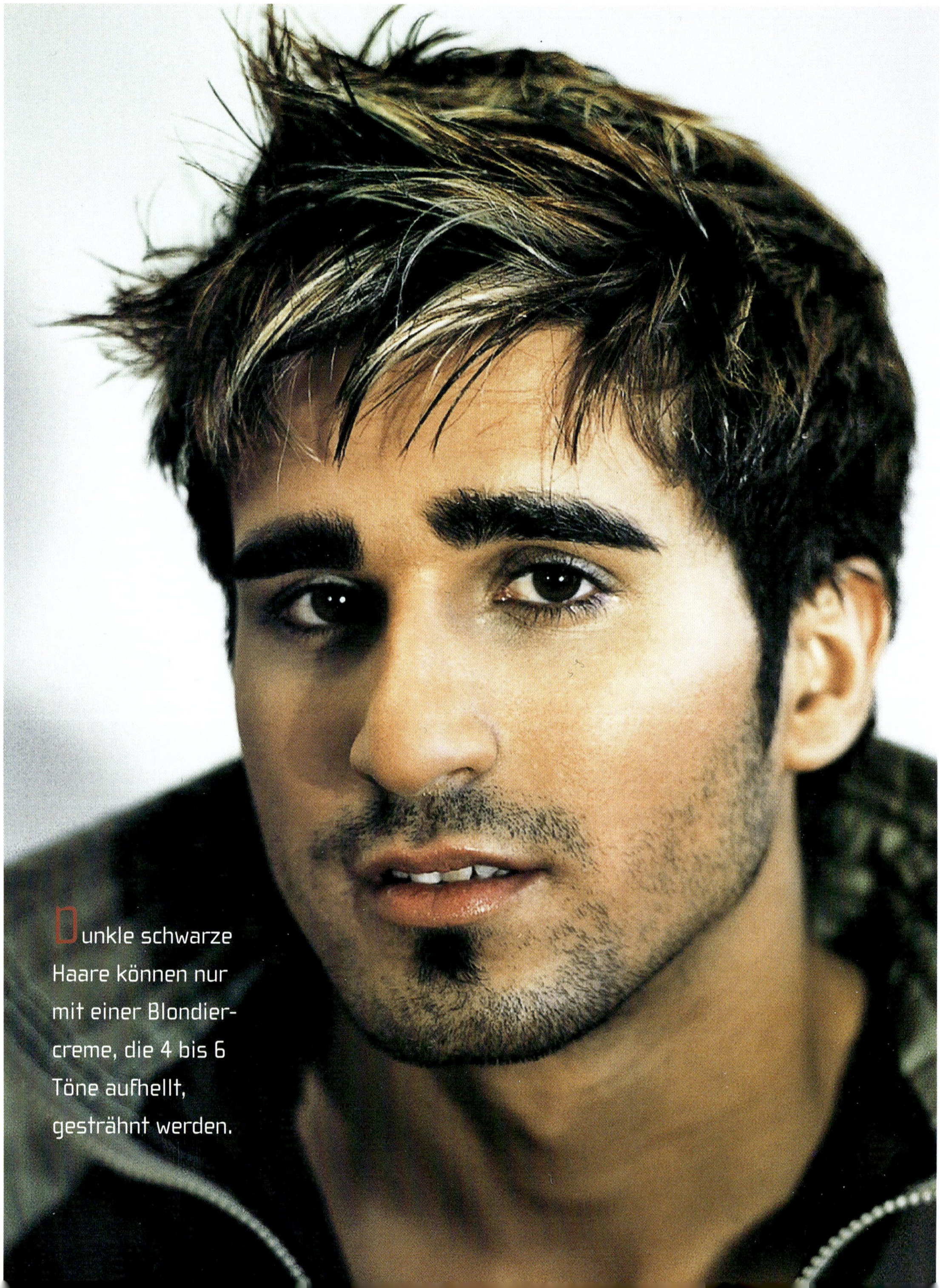

Dunkle schwarze Haare können nur mit einer Blondiercreme, die 4 bis 6 Töne aufhellt, gesträhnt werden.

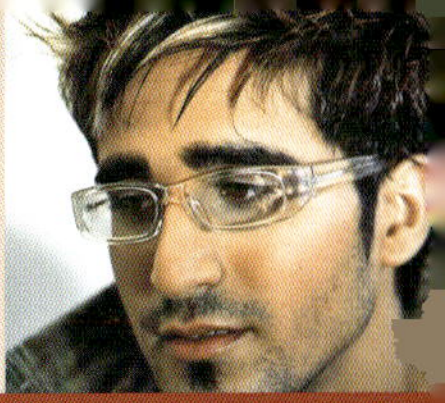

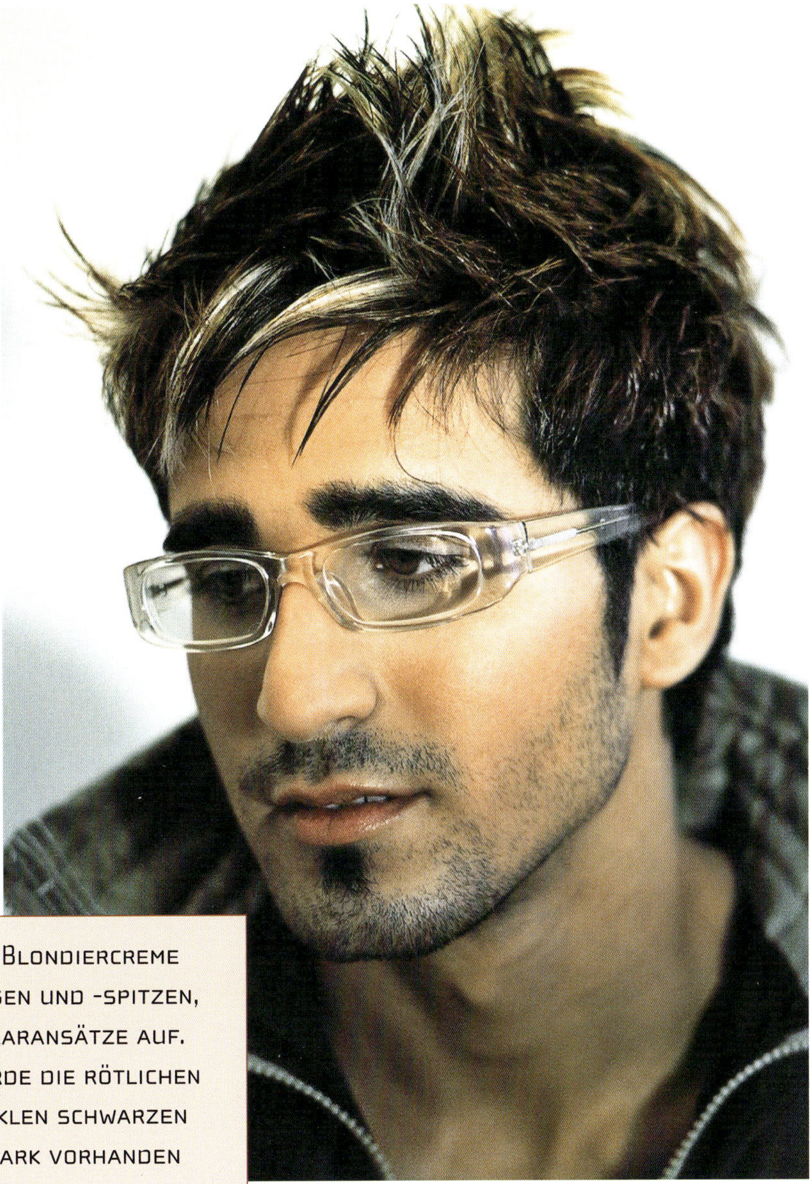

Tipp Tragen Sie die Blondiercreme nur auf die Haarlängen und -spitzen, nicht aber auf die Haaransätze auf. Die Körperwärme würde die rötlichen Pigmente, die bei dunklen schwarzen Haaren besonders stark vorhanden sind, ungünstig fördern.

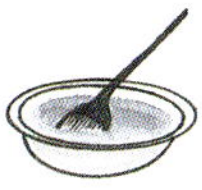

Je dunkler die Haare sind, umso lebendiger, leicht rötlich blond, werden die aufgehellten Strähnen.

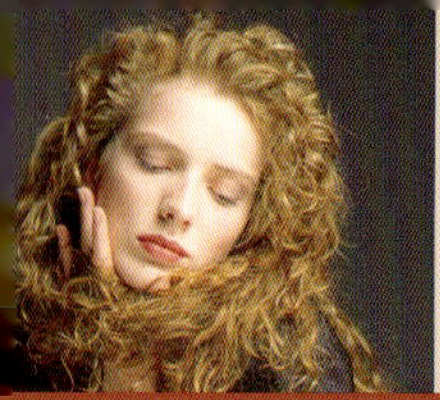

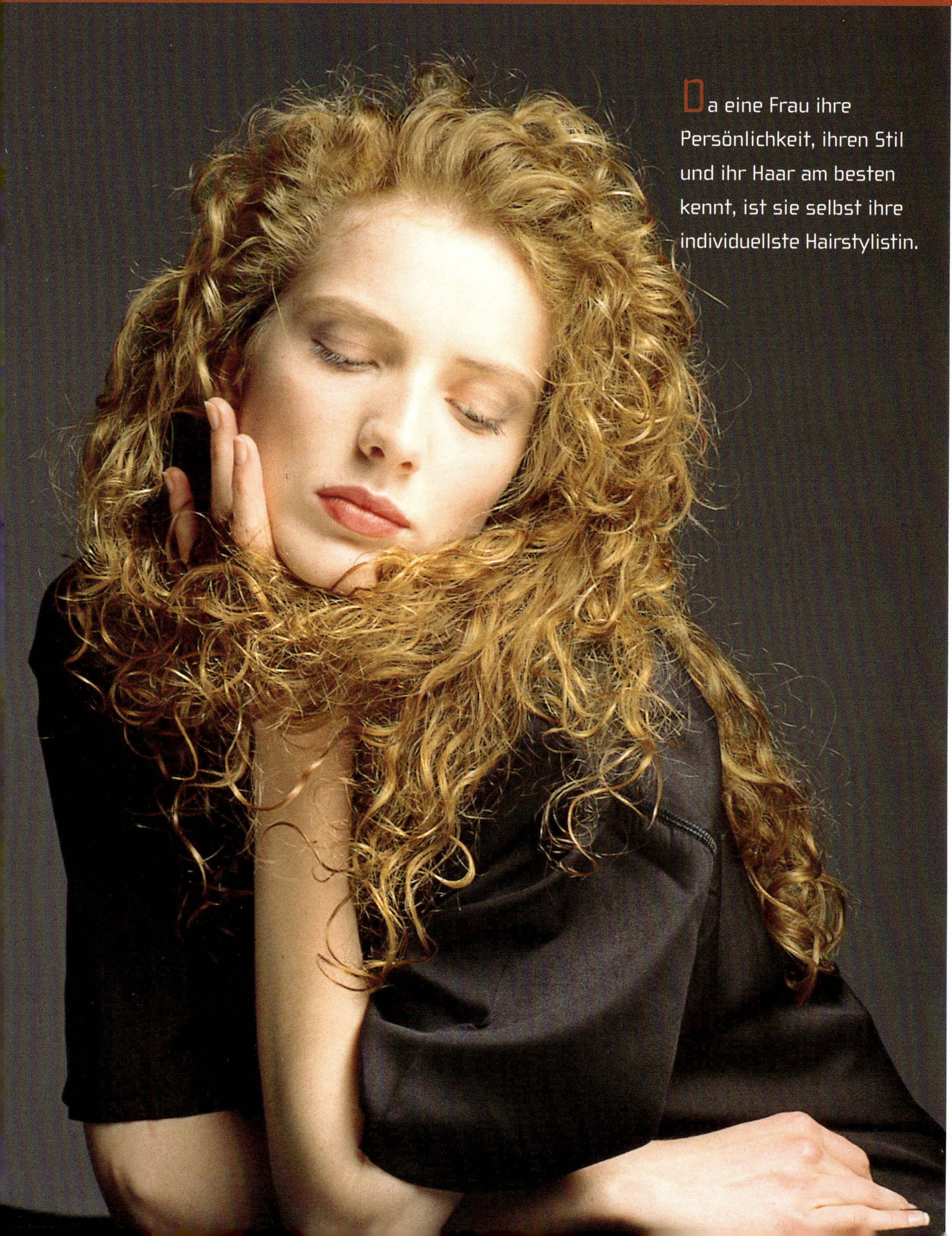

Da eine Frau ihre Persönlichkeit, ihren Stil und ihr Haar am besten kennt, ist sie selbst ihre individuellste Hairstylistin.

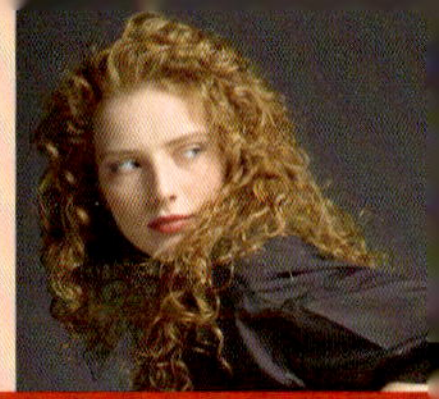

Die richtige Frisur für Ihre Gesichtsform

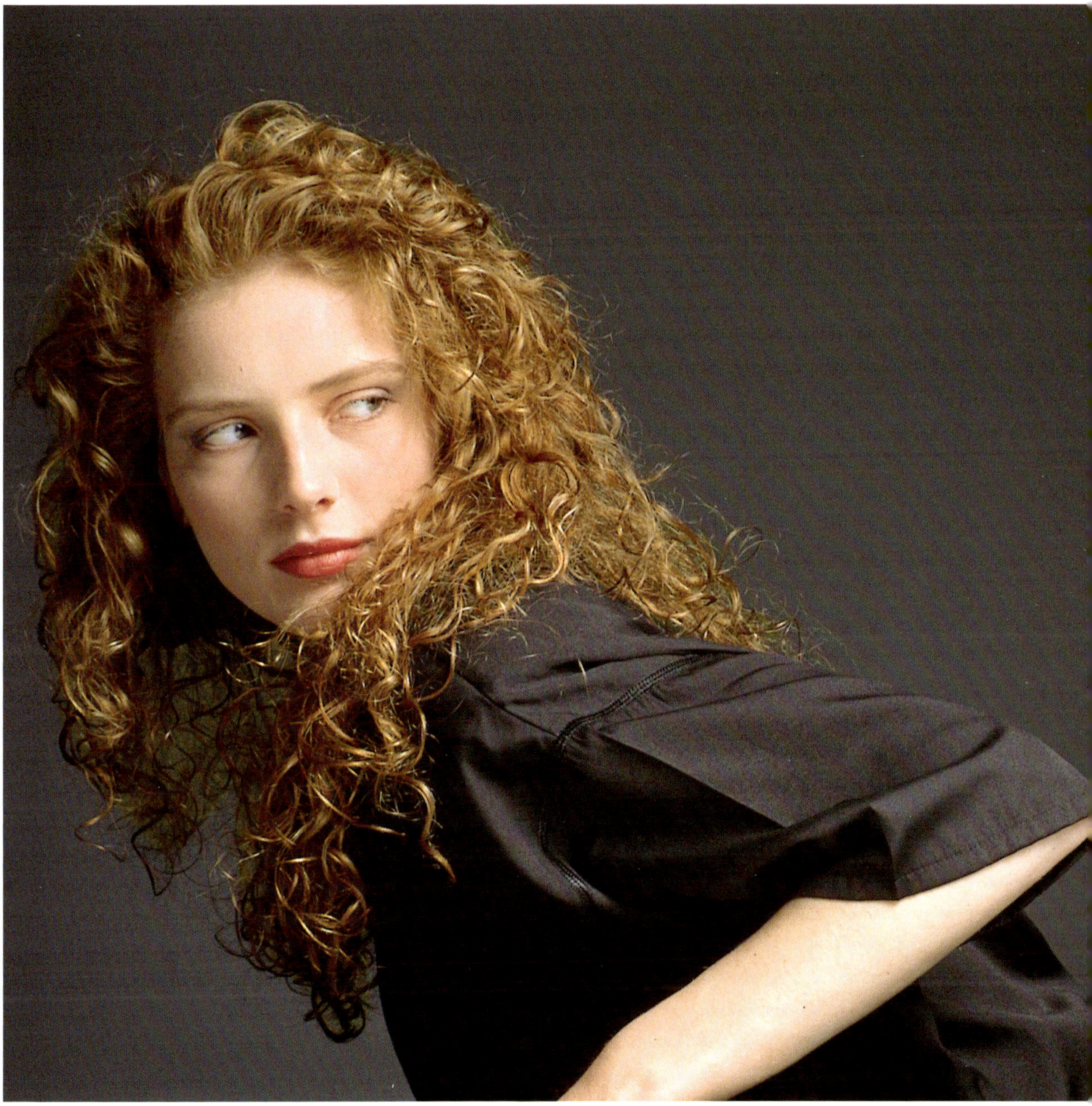

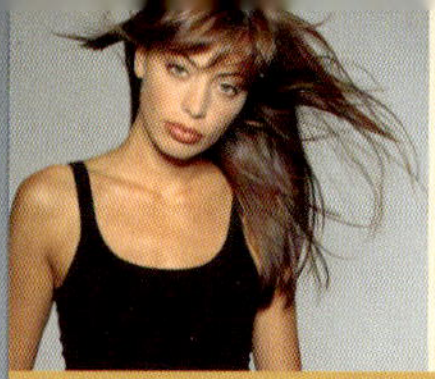

10 Pflegeempfehlungen

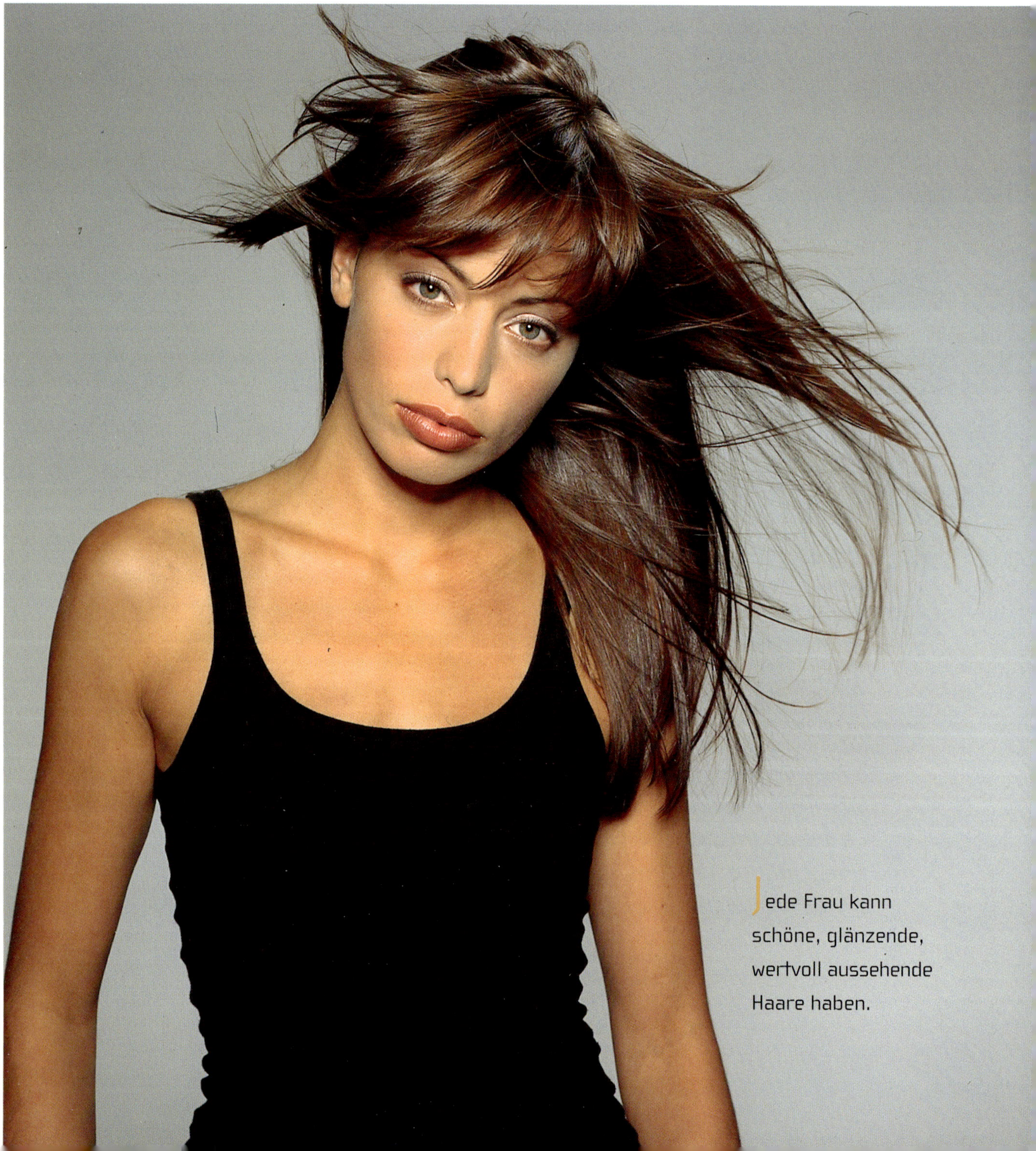

Jede Frau kann schöne, glänzende, wertvoll aussehende Haare haben.

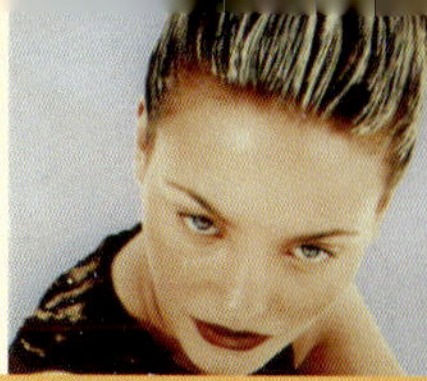

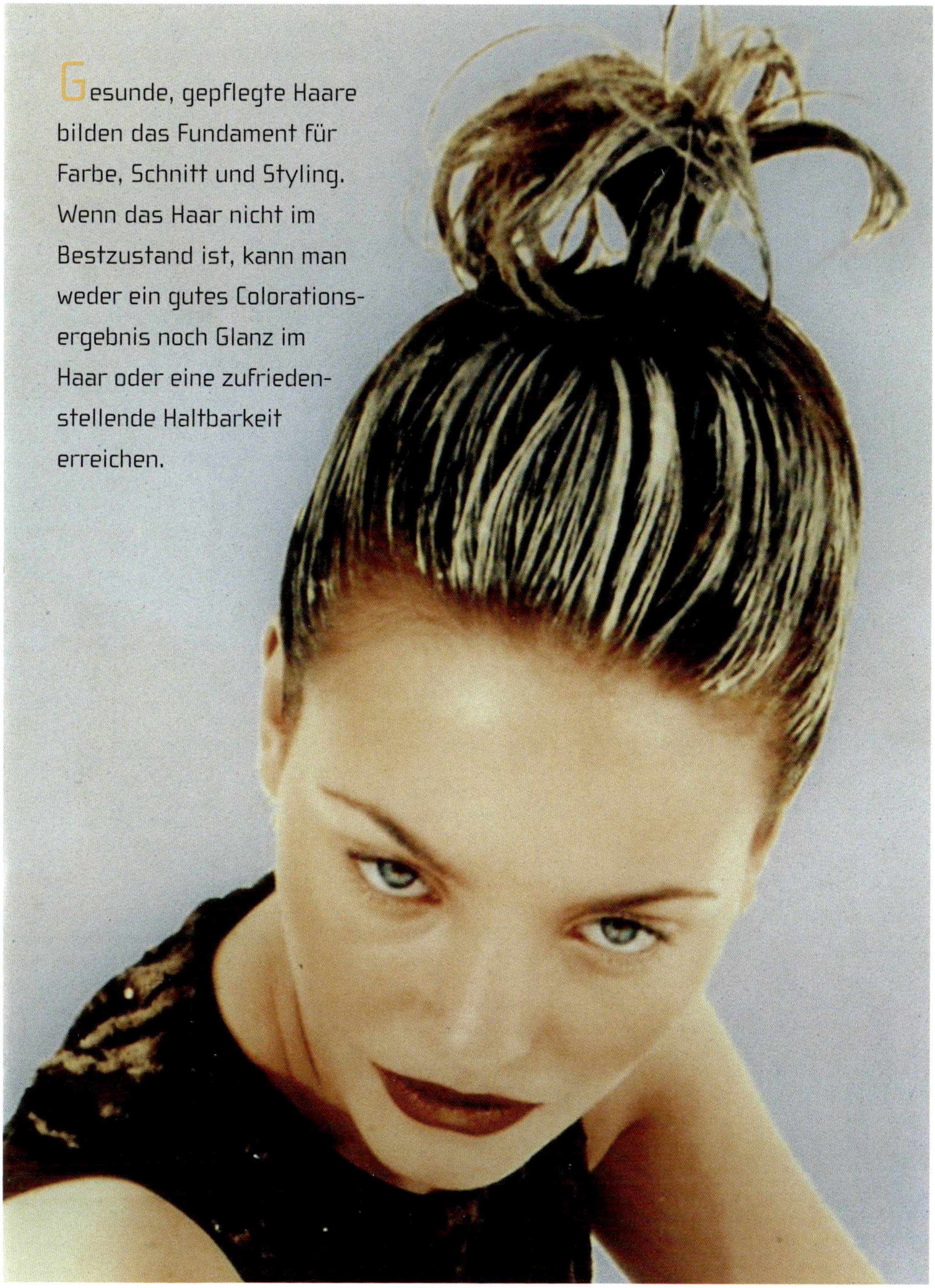

Gesunde, gepflegte Haare bilden das Fundament für Farbe, Schnitt und Styling. Wenn das Haar nicht im Bestzustand ist, kann man weder ein gutes Colorationsergebnis noch Glanz im Haar oder eine zufriedenstellende Haltbarkeit erreichen.

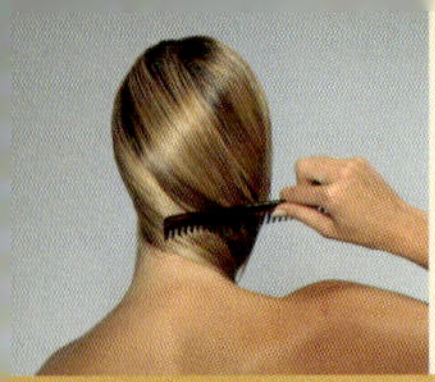

So bleiben Haar und Kopfhaut gesund

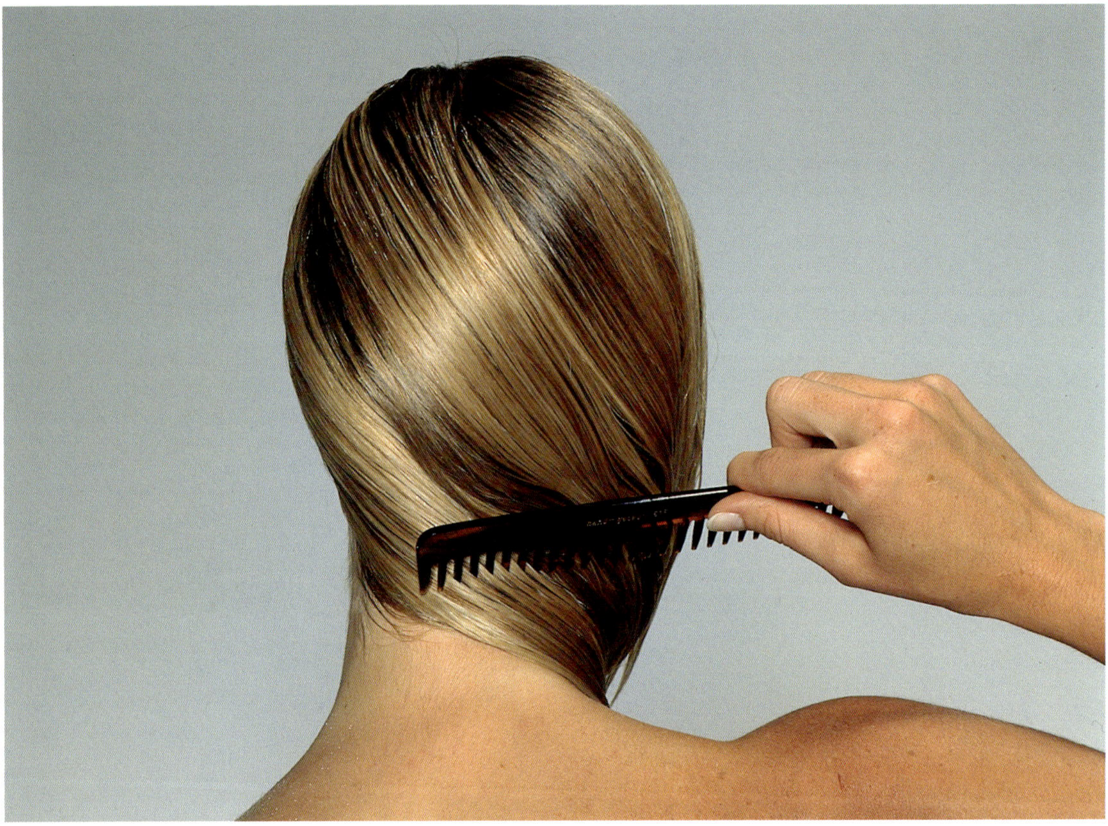

Aggressive Shampoos können die Kopfhaut reizen und das Haar austrocknen. Die Kopfhaut wird zu stark entfettet, bietet also keinen Schutz vor Umwelteinflüssen mehr.

PLEGEEMPFEHLUNGEN Verwenden Sie milde Shampoos, die den Fettsäuremantel der Kopfhaut regulieren.

Tipp Um die Elastizität zu gewährleisten, sollte auch gesundes Haar 1x monatlich eine Pflegekur bekommen. Benutzen Sie nur handgesägte Kämme (Kämme mit Pressnaht zerren am Haar und können es verletzen).

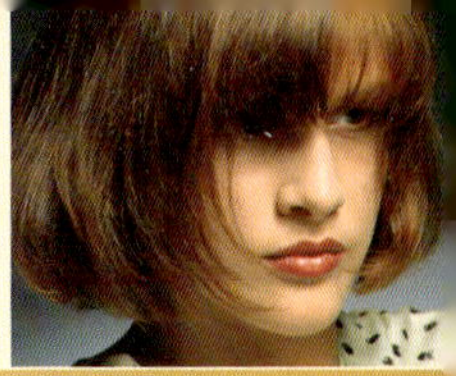

Wie pflege ich coloriertes Haar?

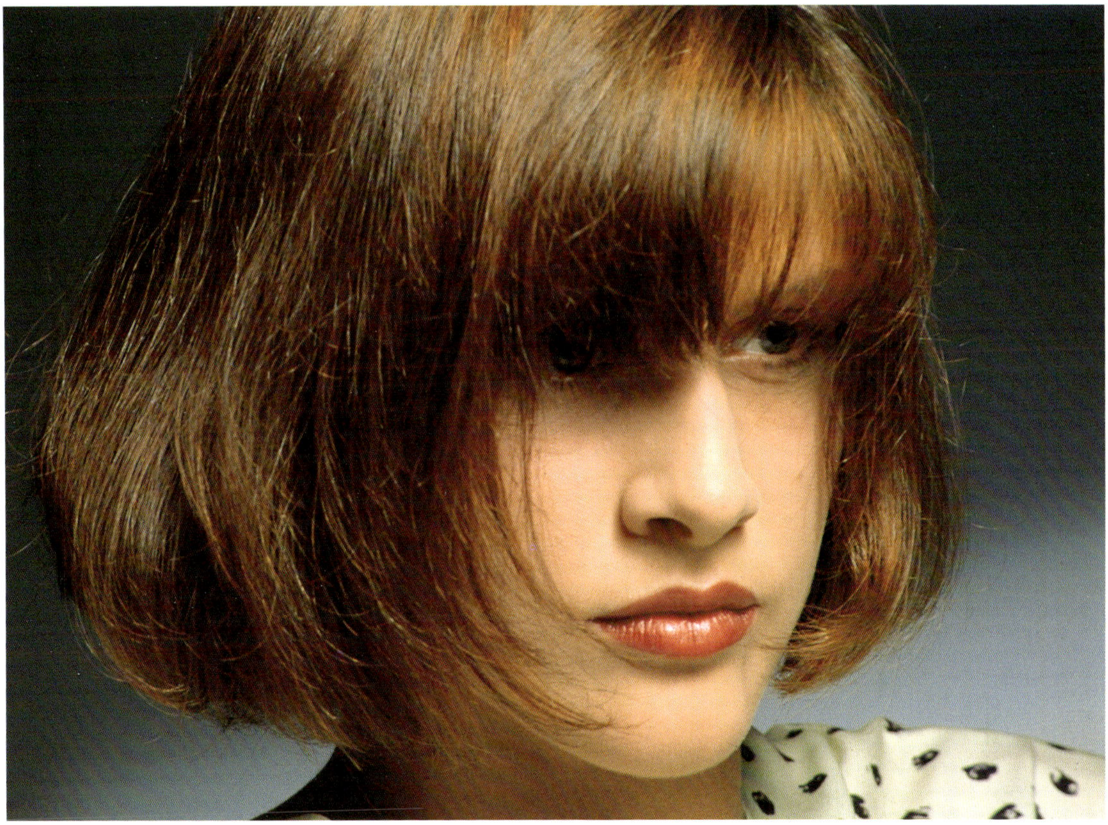

Durch die Coloration verändert sich die Haarstruktur. Dadurch können in einigen Fällen Schäden entstehen, denen man vorbeugen sollte. Manchmal wird die Schuppenschicht des Haares porös und trocken.
Das Haar erscheint glanzlos und lässt sich schwer auskämmen. Sonne und Luftsauerstoff bleichen das Haar aus und verändern das Farbergebnis.

PFLEGEEMPFEHLUNGEN Regelmäßige Haarpflege, Color Shampoos, Conditioner und Farbstabilisatoren erhalten das Farbergebnis und die Schönheit der Coloration.

Tipp In den Sommermonaten sollte auf zusätzliche, hellere Farbsträhnen verzichtet werden, da die Sonne ohnehin aufhellt und die Haare strapaziert.

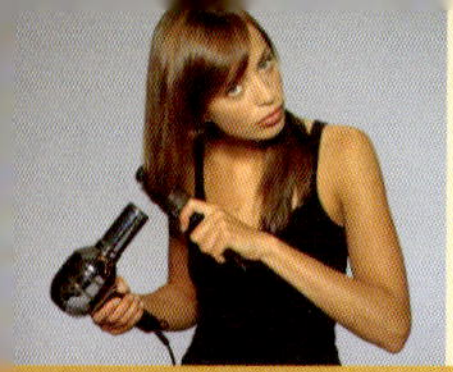

Wie pflege ich strapaziertes Haar?

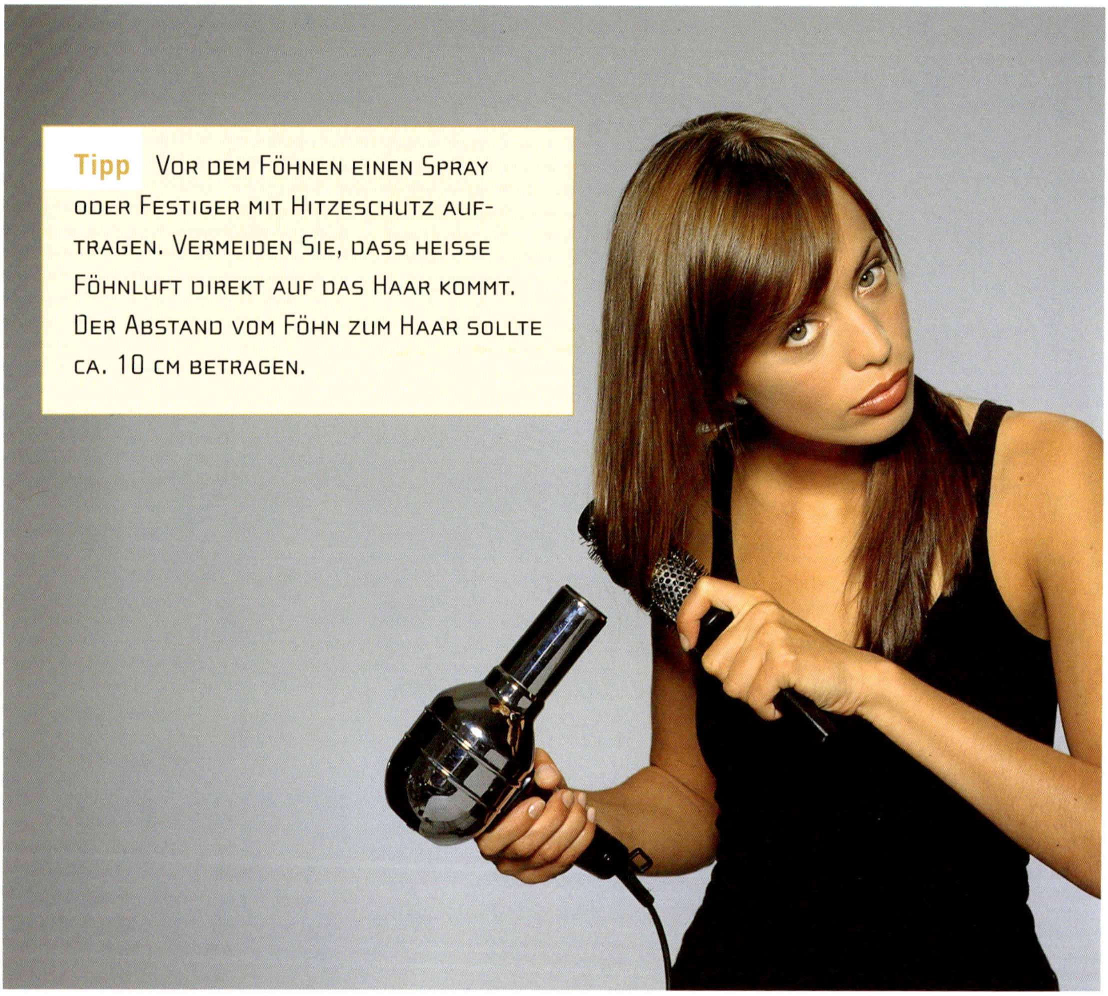

Tipp Vor dem Föhnen einen Spray oder Festiger mit Hitzeschutz auftragen. Vermeiden Sie, dass heisse Föhnluft direkt auf das Haar kommt. Der Abstand vom Föhn zum Haar sollte ca. 10 cm betragen.

Durch tägliches Föhnen, Färben der Haare, Dauerwellen, Benutzung des Lockenstabes und Umweltbelastungen wie Sonne, Wind und Temperaturveränderungen wird die oberste Schicht des Haares angegriffen und trocknet aus. Das Haar wird stumpf, porös und lässt sich schlecht frisieren.

PFLEGEEMPFEHLUNGEN Verwenden Sie Shampoos und intensivpflegende Masken für trockenes Haar mit Protein und Keratin, um die Unebenheiten der Schuppenschicht des Haares auszugleichen und das Haar zu glätten.

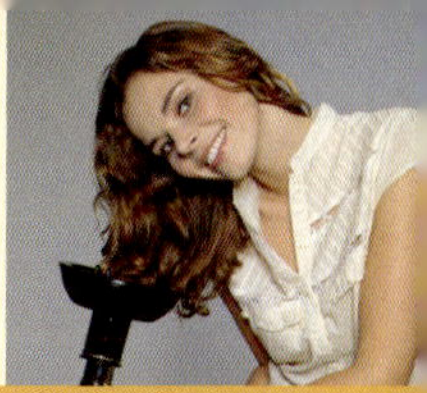

Wie pflege ich naturgewelltes Haar?

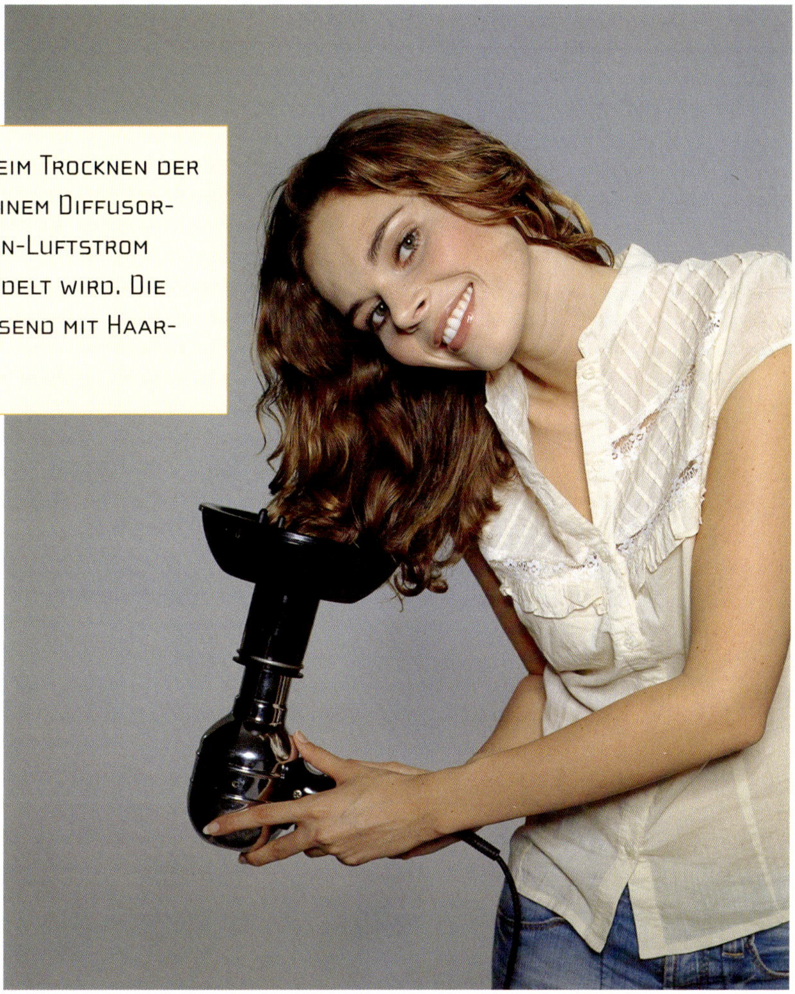

Tipp Verwenden Sie beim Trocknen der Haare einen Föhn mit einem Diffusoraufsatz, damit der Föhn-Luftstrom in ein Lüftchen verwandelt wird. Die Haarspitzen anschliessend mit Haarwachs formen.

Naturgewelles Haar hat in aller Regel auch trockene Haarspitzen. Unsachgemäßes Föhnen, Benutzung von Glätteeisen, Umweltbelastungen wie Sonne, Wind und Temperaturveränderungen trocknen die oberste Schicht des Haares zusätzlich aus.

PFLEGEEMPFEHLUNGEN Verwenden Sie Shampoos und intensivpflegende Masken für trockenes Haar mit Protein und Keratin.

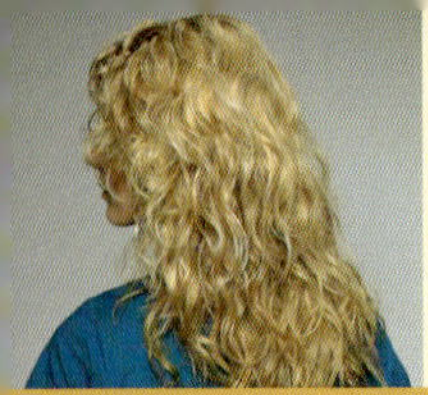

Wie pflege ich dauergewelltes Haar?

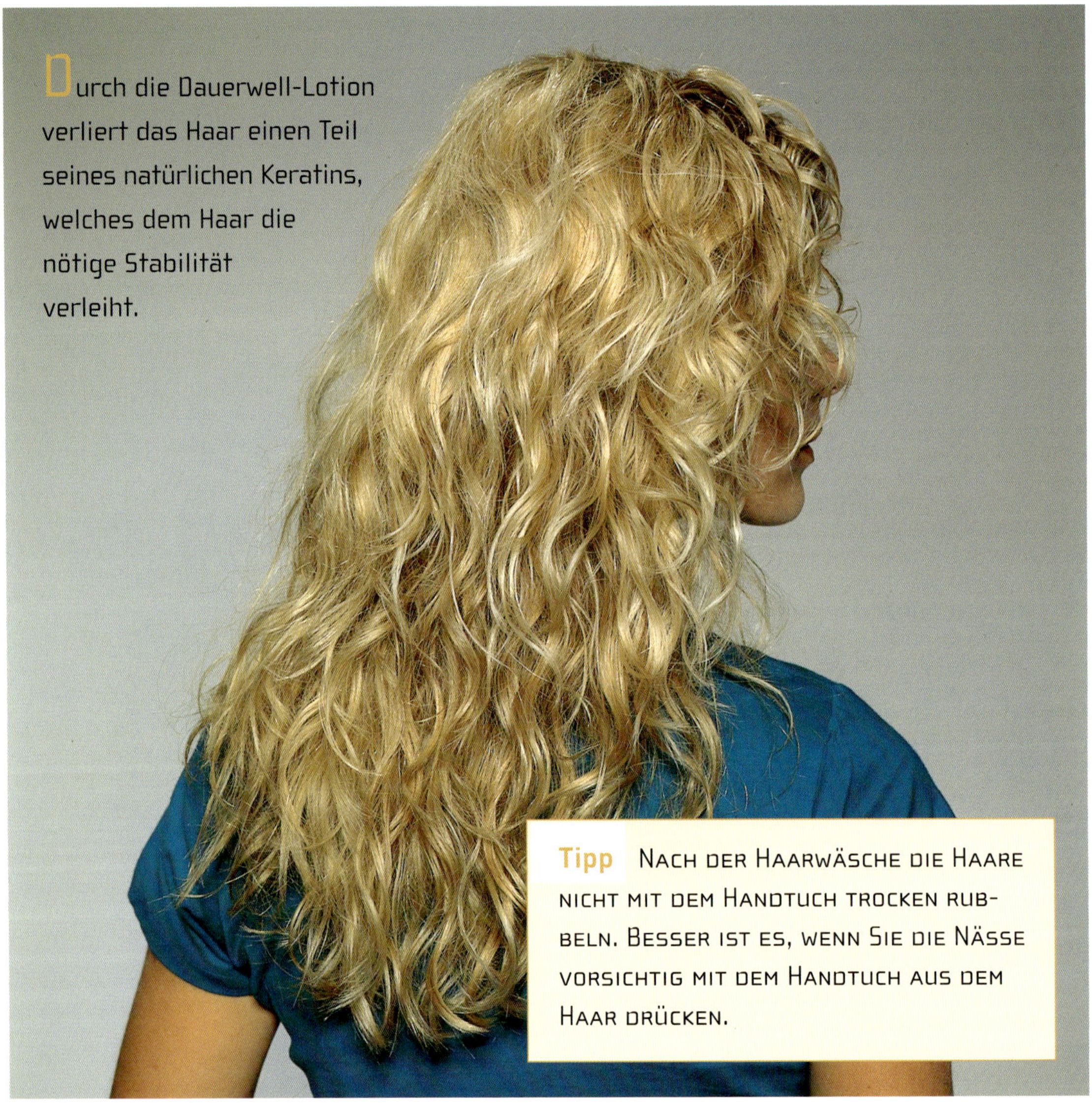

Durch die Dauerwell-Lotion verliert das Haar einen Teil seines natürlichen Keratins, welches dem Haar die nötige Stabilität verleiht.

Tipp Nach der Haarwäsche die Haare nicht mit dem Handtuch trocken rubbeln. Besser ist es, wenn Sie die Nässe vorsichtig mit dem Handtuch aus dem Haar drücken.

PFLEGEEMPFEHLUNGEN Durch Zuführung von Vitaminen sowie Sprungkraftstabilisatoren werden dem Haar die entzogenen Keratine zurückgegeben und die Haltbarkeit und Sprungkraft der Dauerwelle verlängert.

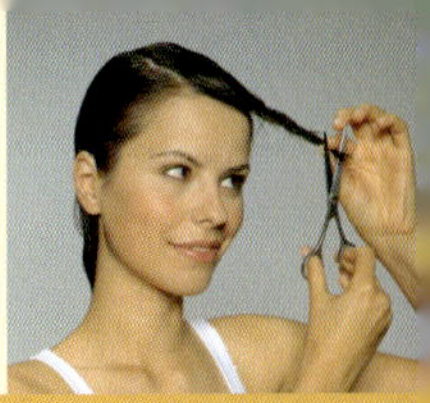

Was tun bei Spliss im Haar?

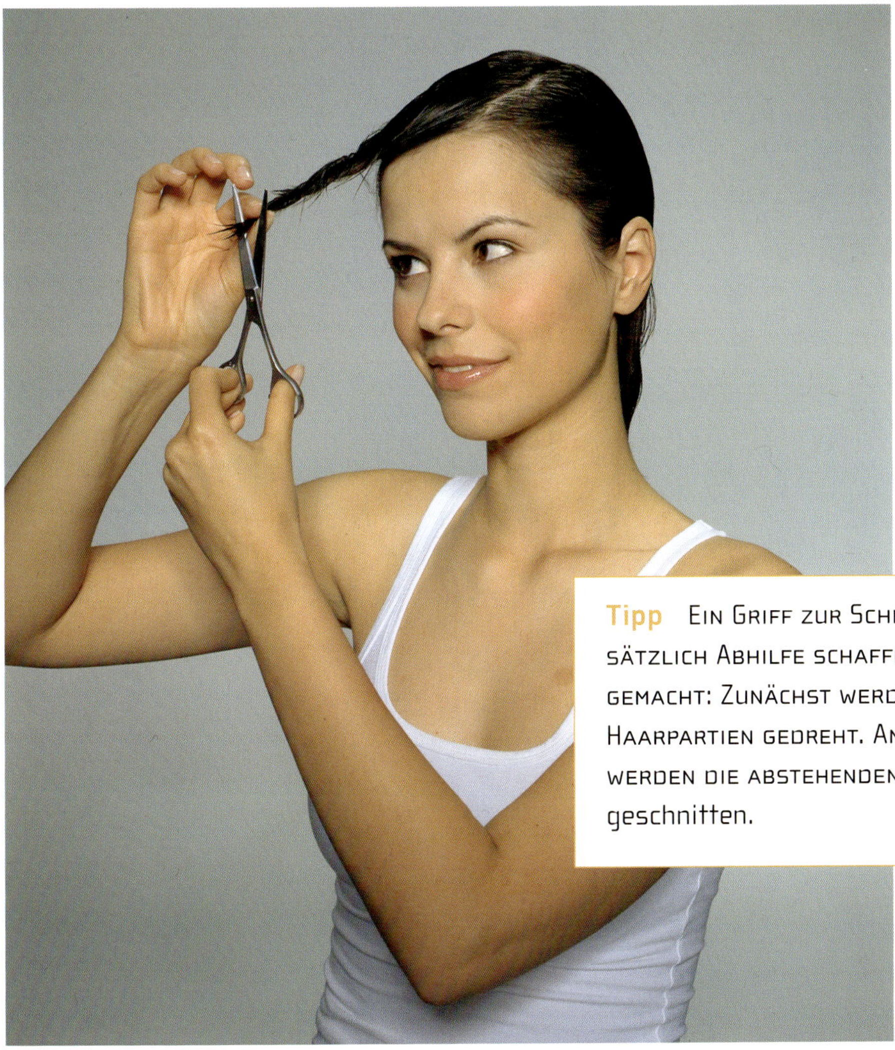

Tipp Ein Griff zur Schere kann zusätzlich Abhilfe schaffen. So wird´s gemacht: Zunächst werden einzelne Haarpartien gedreht. Anschliessend werden die abstehenden Splisspartien geschnitten.

Feines, sensibles und längeres Haar ist anfällig für gespaltene und brüchige Haarspitzen. Durch das Aufstoßen der Haarlängen auf die Schultern oder durch zu starkes Frottieren des Haares nach der Haarwäsche wird das Haar aufgerieben und geschädigt.

PFLEGEEMPFEHLUNGEN Spitzen-Fluids mit Silikonöl versiegeln die Haarspitzen. Die offenen Enden schließen sich, der gesplisste Teil der Haarfaser wird geglättet.

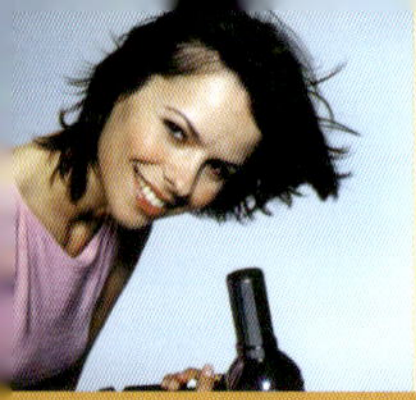

Was tun bei fettiger Kopfhaut und fettigem Haar?

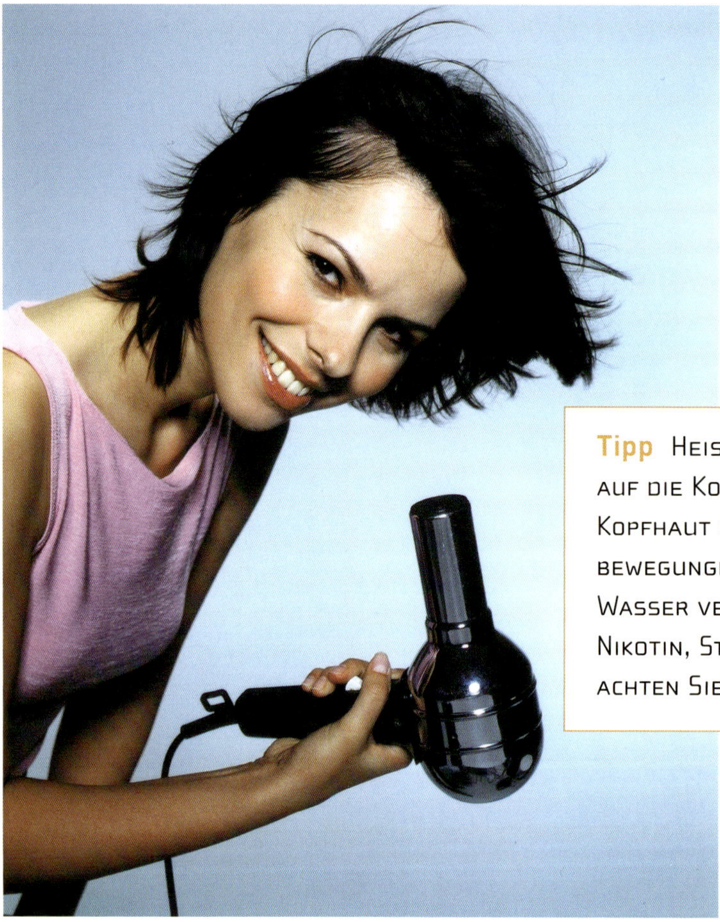

Tipp Heiße Föhnluft nicht direkt auf die Kopfhaut richten! Haare und Kopfhaut nur mit leichten Massagebewegungen reinigen und lauwarmes Wasser verwenden. Vermeiden Sie Nikotin, Stress und Alkohol und achten Sie auf fettarme Ernährung.

Fettiges Haar entsteht durch eine funktionsgestörte Kopfhaut, insbesondere durch die Überfunktion der Talgdrüsen. Vitaminmangel, Störungen des Hormonhaushaltes und Stoffwechselstörungen sind die möglichen Ursachen von fettiger Kopfhaut und fettigem Haar. Auch eine unsachgemäße Behandlung mit zu aggressiven Podukten kann zu funktionsgestörter Kopfhaut führen.

PFLEGEEMPFEHLUNGEN Anti-Fett-Shampoos sowie Anti-Fett-Pflegeprodukte regulieren die Überfunktion der Talgdrüsen.

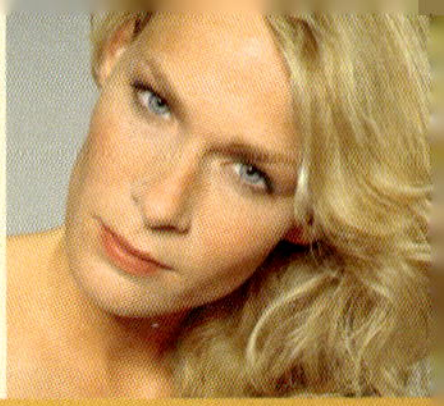

Was tun bei fettiger Kopfhaut und trockenem Haar?

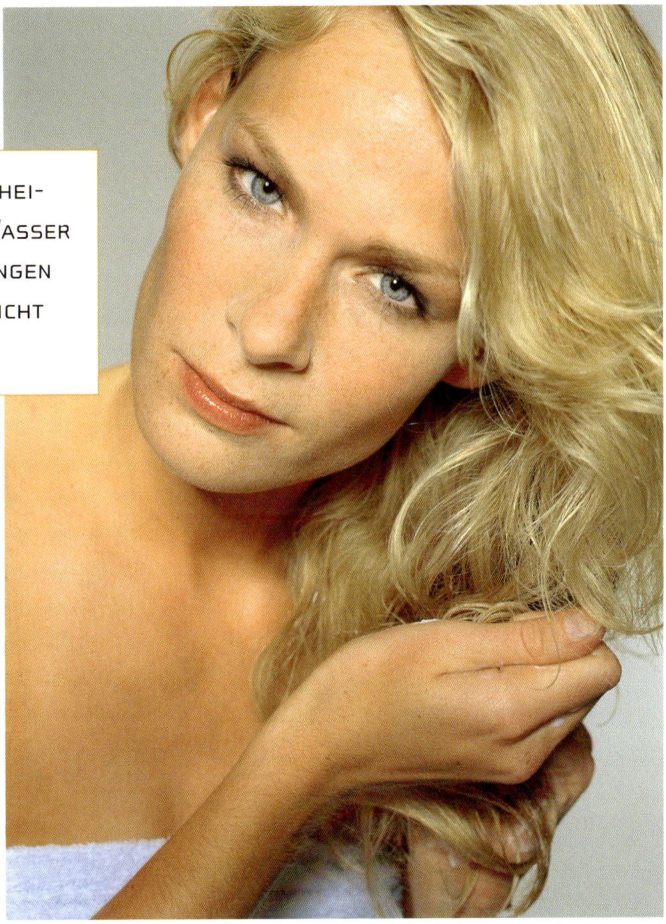

Tipp Fettige Kopfhaut nicht mit heißem, sondern mit handwarmem Wasser und mit leichten Massagebewegungen reinigen. Packungen in feuchte, nicht zu nasse Haare kneten.

Fettiges Haar entsteht durch eine funktionsgestörte Kopfhaut, insbesondere durch eine Überfunktion der Talgdrüsen. Da längeres Haar meist nur am Haaransatz nachfettet und die Längen und Spitzen durch Föhnen, Dauerwellen, Strähnen, Sonne, Luft und Salzwasser zur Trockenheit neigen, entstehen diese gravierenden Unterschiede. Die Haare werden schwer frisier- bzw. formbar.

PFLEGEEMPFEHLUNGEN Shampoos mit schwefelhaltigen Wirkstoffen regulieren die fettige Kopfhaut. Die trockenen Haarlängen mit intensivpflegenden Kuren behandeln.

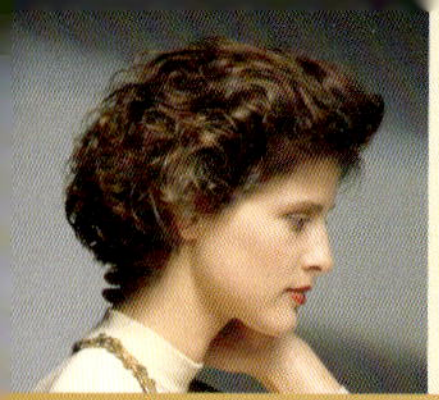

Was tun bei trockener Kopfhaut und trockenem Haar?

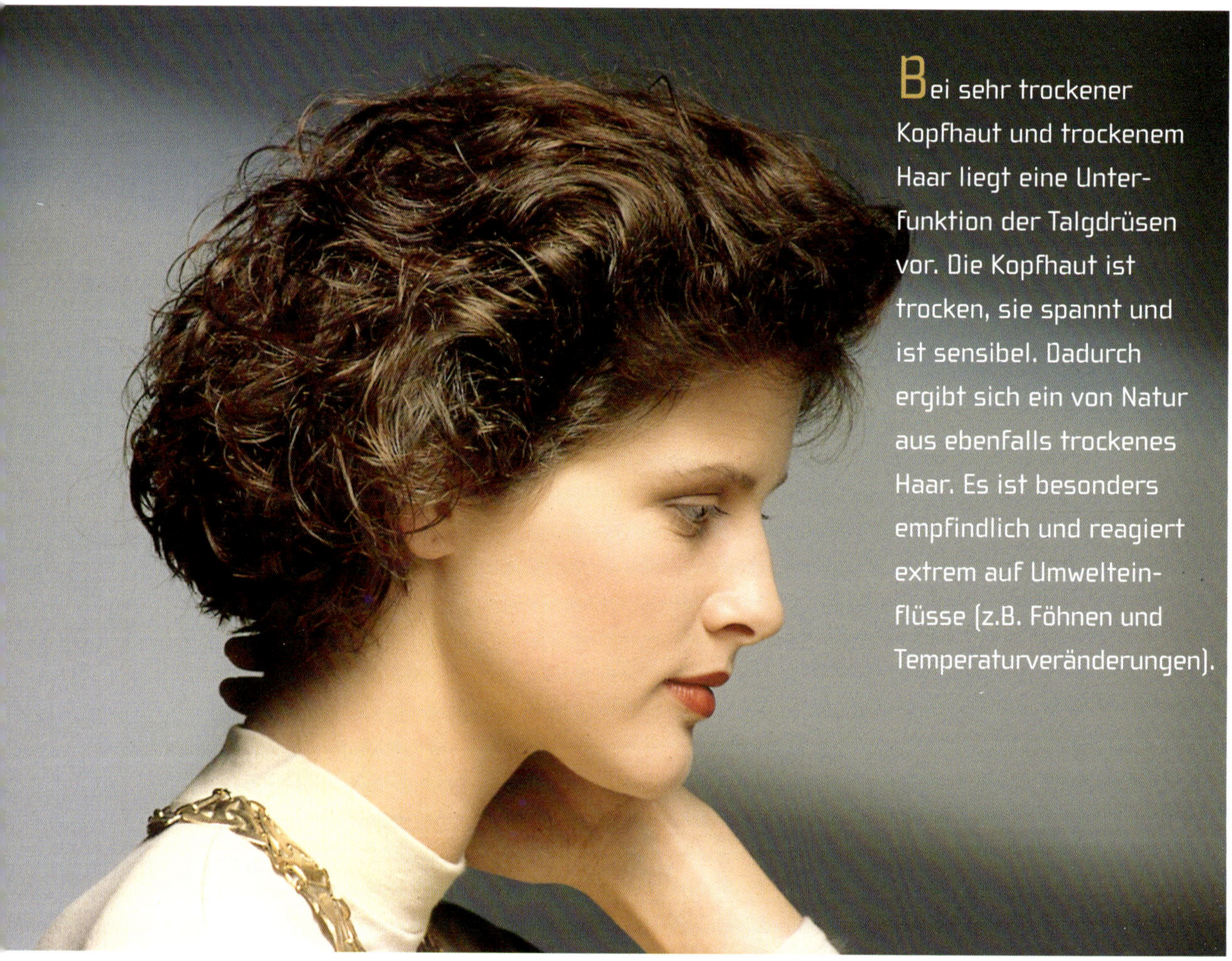

Bei sehr trockener Kopfhaut und trockenem Haar liegt eine Unterfunktion der Talgdrüsen vor. Die Kopfhaut ist trocken, sie spannt und ist sensibel. Dadurch ergibt sich ein von Natur aus ebenfalls trockenes Haar. Es ist besonders empfindlich und reagiert extrem auf Umwelteinflüsse (z.B. Föhnen und Temperaturveränderungen).

Tipp Beim Sonnenbaden oder Saunen Vitamine und Öle ins Haar geben!

PFLEGEEMPFEHLUNGEN

Durch haarspezifische Substanzen, Vitamine und Öle wird dem Haar neue Elastizität und Geschmeidigkeit gegeben.

Was tun bei Sonne, Wind und Meer?

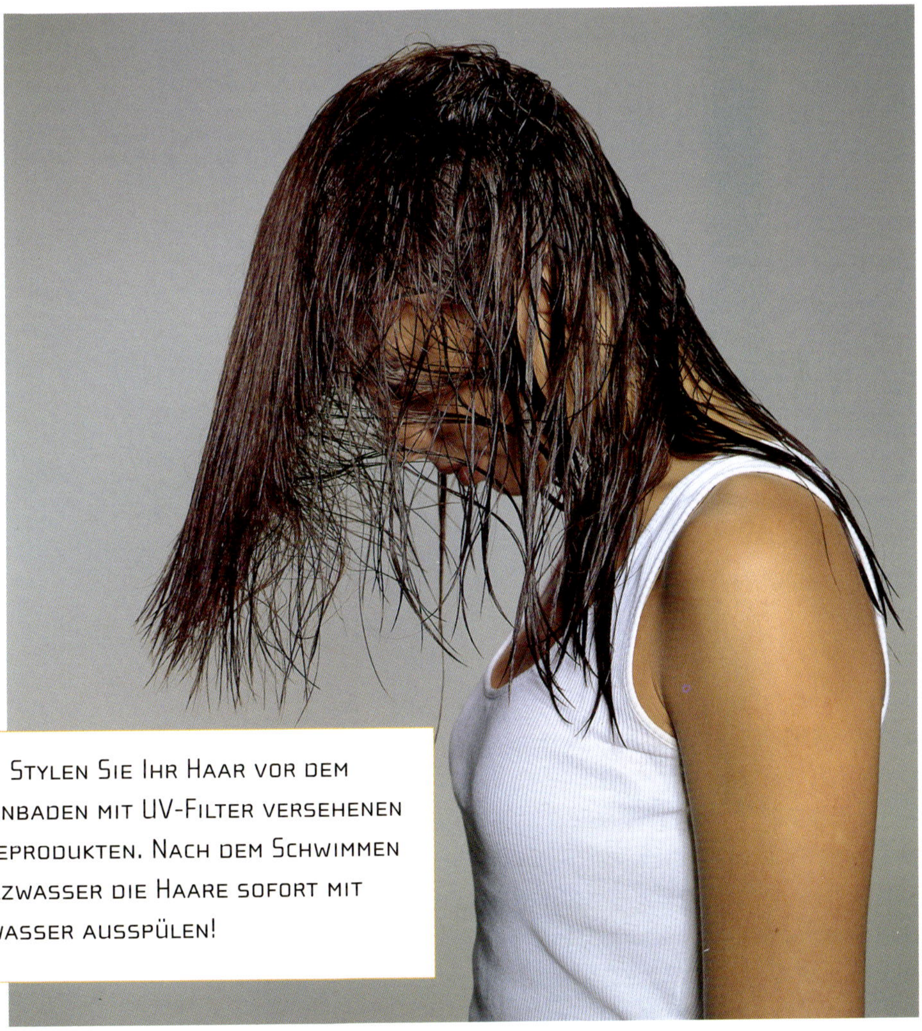

Tipp Stylen Sie Ihr Haar vor dem Sonnenbaden mit UV-Filter versehenen Pflegeprodukten. Nach dem Schwimmen im Salzwasser die Haare sofort mit Süsswasser ausspülen!

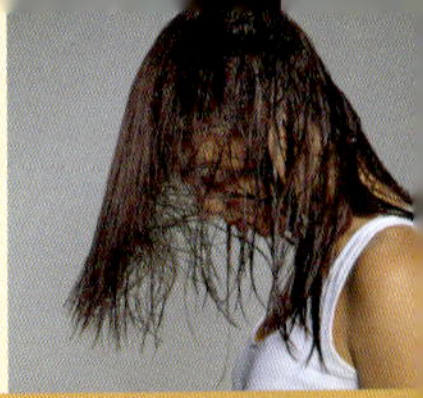

Sonne und Wind machen das Haar spröde, glanzlos und trocken. Meer und Chlorwasser laugen es zusätzlich aus. Besondere Vorsicht ist bei coloriertem Haar vor dem Austrocknen der Spitzen geboten. Denn hier ändert sich das Farbergebnis.

PFLEGEEMPFEHLUNGEN Jedes Haar benötigt speziell zur Sommerzeit besondere Pflege und ausreichenden Schutz. Dafür eignen sich spezifische, wasserabweisende und mit UV-Filter versehene Pflegeprodukte.

Georg Kiefner, Friseurmeister, verheiratet, 2 Kinder, machte sich im Alter von 20 Jahren in Köln selbstständig. Zu seinen beruflichen Aktivitäten gehören zahlreiche Publikationen in internationalen Mode- und Fachjournalen, Motivationsbücher, Fachbücher, Fernsehauftritte, Verbraucher- und Fachpublikumsveranstaltungen.

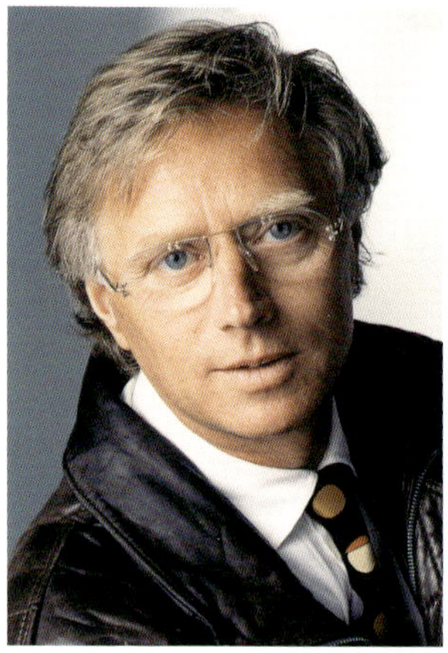